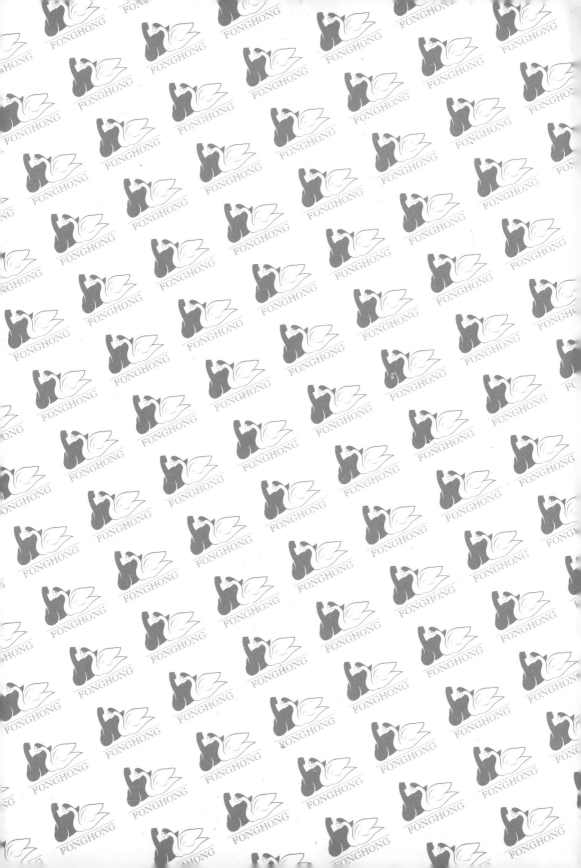

辣爸爸*丛书

小儿推拿
少生病，不吃药

樊云 编著

天津出版传媒集团

天津科学技术出版社

图书在版编目（CIP）数据

小儿推拿：少生病，不吃药 / 樊云编著. -- 天津：
天津科学技术出版社, 2021.11

ISBN 978-7-5576-9718-1

Ⅰ.①小… Ⅱ.①樊… Ⅲ.①小儿疾病—推拿 Ⅳ.
①R244.15

中国版本图书馆CIP数据核字(2021)第195024号

小儿推拿：少生病，不吃药
XIAOER TUINA SHAO SHENGBING BU CHIYAO

责任编辑：孟祥刚

责任印制：兰　毅

出版统筹：孙小野

出　　版：天津出版传媒集团
　　　　　天津科学技术出版社

地　　址：天津市西康路35号

邮　　编：300051

电　　话：（022）23332490

网　　址：www.tjkjcbs.com.cn

发　　行：新华书店经销

印　　刷：河北鹏润印刷有限公司

开本 700×1000　1/16　印张 20　字数 215 000

2021年11月第1版第1次印刷

定价：68.00元

　　这本书，是对"羊爸爸大师课"的文字进行精编，再加上小儿推拿业界的老师们总结的食疗方、养护方法而成的。所以，它是一本实用的干货集合。

　　那什么是大师课呢？

　　其实，就是"羊爸爸"针对儿童常见病，邀请小儿推拿业界的大师们进行专项讲解，给出实用简便的家庭调理建议的视频课程。

　　而邀请的讲师，都是活跃在临床一线且颇有口碑的老师。他们的传承是源远流长的，他们自身的手法也已经经过数十年临床验证，是切实可靠的。

　　比如，张淑华、付红亮和王成先老师，他们是盲校派小儿推拿的代表，强调手法的轻、柔、巧，轻柔作穴，更易得气；比如，吕海全和崔玉功老师，他们是张汉臣派小儿推拿的代表，手法操作上以"补"为主；又比如，袁辉老师，他是脾胃派小儿推拿的代表，推崇小儿"脾胃有疾，揉腹第一"的观念，强调揉腹在脾胃疾病治疗中的重要性……

　　可以说，他们都是中医源远流长的传承里众多流派中的杰出代表。他们始终都以实践和临床疗效为重。

　　另外，我在和老师合作的过程中，还发现了一个秘密：小儿推拿技术很重要，但更重要的是认真与爱心！我在与老师的合作中，一次次看到这个秘密是如何发挥作用的。

　　比方说，孩子的病来得快、变化急、等不得，张淑华老师吃饭的时候接到家长电话，他说："你别急，在 xx 饭店，你马上带孩子来吧。"家长带着孩子来了，张老师说一声"失陪"，饭也不吃了，就全神贯注给孩子做推拿，唯恐耽误孩子病情。

　　比方说，袁辉老师，为了让家长记住养护要点，编顺口溜，讲故事，手把手教路程远的家长推拿手法。

　　老师们一次次推翻课程大纲，熬夜也要把课程改好，录课的间隙也要接电话回复家长的问题……这样的例子太多太多了。

　　大医精诚，我想正是因为老师们精湛的技术和诚挚的真心，才让他们的手法效果那么出色，才让病痛的孩子们笑靥如初。

　　有时候和老师们联系时，我会告诉他们家长反馈的好消息，他们的声音里就会洋溢着一种特别的喜悦，让我想起他们笑容可掬的脸。

　　是啊，作为医者，作为父母，听到孩子们健康成长的消息，那是一件多么快乐的事。

　　到目前为止，我们的大师课，已经惠及百万羊粉，深受好评，其中还有很多小儿推拿从业者。羊爸爸想把这份健康的快乐通过书的形式传递给更多妈妈。让她们也学习这些简单、实用、高效的方法，解决孩子的日常病症和养护问题。

　　最后，感谢和羊爸爸合作的老师们，感谢为此书出版而付出艰辛劳动的同仁们、编辑们，经过一年多的努力，《小儿推拿：少生病，不吃药》终于要与更多家长见面了。一想到更多孩子会因为本书而受益，我的心情就备感激动。

　　少年强则国强。孩子是家庭的希望、祖国的未来，孩子的健康成长，需要全社会的呵护与努力。羊爸爸愿意与小儿推拿从业者一起，为孩子的健康成长尽一份绵薄之力。

　　我诚挚地邀请广大家长打开此书，您和您的孩子一定会因为小儿推拿这枚中国传统瑰宝而受益。

　　由于时间仓促、水平有限，本书不足之处在所难免，望各位老师、各位读者批评指正。

郑雅文

（羊爸爸课程产品经理）

2021 年 3 月 30 日

目录

第一章

小儿推拿必备基础知识

推拿前
需做哪些
准备?

孩子抗拒怎么办?

怎么把握力度?

……

轻松掌握
小儿推拿常用
穴位和手法

① 为什么给小孩子推拿效果好？

有这样一个真实的故事。

上海中医文献馆的馆长，他的女儿是个早产儿，出生时体重只有3斤8两，看着很瘦小，先天不足，体质也比较差，很难养育。于是馆长每天坚持给女儿做捏脊，在饮食方面也非常注意营养的均衡与吸收。坚持几年下来，现在，他女儿的体质已经跟同龄人一样好了，甚至很多方面还超过了同龄人。

在"羊爸爸"这个大家庭里，其实也有很多妈妈因为学习了小儿推拿，对于孩子最常见的发烧、咳嗽、积食、便秘、腹泻、鼻炎、扁桃体肥大等病症，在家里就能调理好。为什么小孩子推拿效果这样好呢？这其实是由孩子的生理和病理特点决定的。

小孩子的生理特点：形气未充、生机蓬勃

小孩子具有脏腑娇嫩、形气未充，以及生机蓬勃、发育迅速的生理特点。也就是说，小孩子一方面脏腑功能还没有发育完善，比如，小儿"脾常不

足"，也就是脾胃功能较弱，就很容易出现积食、脾胃不和等消化系统方面的问题。另一方面呢，小孩子的生长发育又非常迅速，他吸收快、代谢也快，对外界的影响接受快、反应快，利用也快，手法轻柔、针对性强的推拿对身体的刺激很容易被小孩子接收到，继而引发身体的良性反应。

 小孩子的病理特点：传变迅速、脏气清灵

小孩子还具有容易发病、传变迅速，以及脏气清灵、易趋康复的病理特点。也就是说，小孩子一方面容易生病，且发病之后可能会迅速传变。比如，有的小孩原本是因为吹冷风受凉了出现咳嗽，第二天就可能发展为夹杂热的咳嗽。如果家长会小儿推拿，就能够随时根据孩子病情的变化来及时调整手法，非常灵活便捷。

另一方面，小孩子的脏腑反应很灵敏，生病后，只要仔细观察孩子的症状，按照相应的方式来处理，就能够激活脏腑之气，及时排出身体里面的病邪。而推拿就是一种可以激活小儿脏腑之气、排出病邪的方法。

② 推拿前家长应该做哪些准备？

在给孩子做推拿之前，家长需要做一些准备，包括外在环境上的、心理上的以及知识上的，这样才能给孩子营造一个舒适的推拿环境，充分发挥推拿的功效。

✍ 外在环境上的准备

首先，在室内环境的布置上，要尽量选择避风、安静的环境，并且房间里面要保持空气清新，温度适宜。这样可以避免孩子在推拿后因毛孔打开而受到外界邪气的侵扰。

其次，家长要摘掉手上的饰品，比如戒指、手表、手环等，还要修剪指甲，保持手的清洁。如果家长的手比较凉，尤其是在冬天，最好先搓一会儿，或是用热水泡一泡，等手暖和过来后再给孩子做推拿。

再次，也可以准备一下操作时要用到的介质。《金匮要略》里，把药膏和推拿手法结合起来的方法称为"膏摩"。家长给孩子推拿时要准备的介质一般是滑石粉，或者爽身粉。

再其次，如果孩子刚吃完饭，最好不要马上做推拿，一般宜在饭后半小时到 1 小时以后再进行操作。另外，如果孩子皮肤有外伤，存在局部出血的情况，或者有感染、破损的情况，也不宜做推拿。

最后，有的妈妈可能会纠结推拿的时间，因为中医一般认为白天属阳，夜晚属阴，升阳补阳这种提升身体正气的推拿操作应该白天进行，而给孩子安神清心或者滋补津液的操作应该晚上进行。但其实不用过于纠结早上或是晚上，只要孩子愿意配合，家长就可以进行操作。

🖐 心理准备

在给孩子做推拿之前，还需要跟孩子交流和沟通，取得孩子的配合，避免做推拿时哭闹。另外，做的过程中，家长要把注意力放在孩子的身上，随时关注孩子的感受和变化。

有的家长工作了一天回到家里，可能会比较累、比较焦虑，那这时候最好休息一下，等恢复后再给孩子做推拿。因为推拿其实是父母和孩子之间传递爱的一种方式。通过肌肤间的接触，孩子可以感受到父母的温柔爱抚，而父母也能够在这个过程中和孩子建立更深入的情感联系。而如果家长情绪不好，可能就难以营造温馨的氛围，甚至会适得其反。

🖐 知识上的准备

有的家长因为刚开始接触小儿推拿，对这个还比较陌生，所以有必要掌握一些小儿推拿的基本概念和知识，这样可以达到事半功倍的效果。

比如，同身寸，是一种取穴比量法，最常用的是"手指同身寸取穴"，它是指把被推拿的小孩手指折定分寸，作为量取穴位的长度单位。

具体来说：

1寸，就是被推拿的小孩拇指的指关节宽度。

1.5寸，就是被推拿的小孩食指、中指并拢后的宽度。

2 寸，就是被推拿的小孩食指、中指和无名指并拢后的宽度。

3 寸，就是被推拿的小孩食指、中指、无名指和小指并拢后的宽度。

手指同身寸取穴是小儿推拿中最常用、最方便的取穴方法，家长们在取穴的过程中可以多多实践。

又比如，我们在取穴的过程中，经常会涉及桡侧和尺侧。比如，大肠经，就在食指桡侧，而小肠经，就在小指的尺侧。

实际上，桡侧和尺侧是根据桡骨和尺骨所在位置来命名的。为了方便记忆，靠近小指这一侧就记作尺侧，靠近大拇指的这一侧就记作桡侧。

再比如，熟悉人体经络的家长，可能会发现成人的经络和小儿推拿穴位有的命名是类似的，但实际上它们不是同一个概念，不要混淆了。比如，十二正经里面有胃经，而小儿推拿穴位里面也有胃经穴。经络里面的胃经全称是足阳明胃经，它是不走手的，但小儿推拿里面的胃经却在孩子的大鱼际桡侧缘。

因为在中医看来，小孩子发育还未完全，小儿推拿的穴位和经络就可能存在差异。这是从事小儿推拿的前辈们在实践基础上总结出来的，我们在给小孩子做小儿推拿的时候，就不要受到经络知识的影响了。也就是说，我们把经络和小儿推拿穴位看成两套不同的语言，在各自的体系内使用即可。

③ 孩子抗拒怎么办？怎么把握力度？

其实，做小儿推拿时，如果操作得当，孩子的感受是很舒服的。但还是有很多妈妈反馈说，给孩子刚推拿几分钟，孩子就不配合了，要躲开，妈妈苦口婆心地劝也不管用，孩子还是不愿意。如果你给孩子推拿的过程中也出现了这些情况，可以从这几个方面来入手进行改善，帮助孩子坚持下去。

操作手法：轻快、平稳

如果家长操作的时候力度过重，不仅会影响推拿的效果，还容易弄破孩子的皮肤，孩子觉得疼，自然就会抗拒了。其实，小孩子的皮肤很娇嫩的，脏腑也是清灵的，随拨随应，我们只需要轻柔、快速而平稳地操作，就能有好的效果。

那么轻柔的力度如何把握呢？就是"气球下陷"，也就是说，推过去的时候，孩子的皮肤有一点点紧张感，就好像气球受到一个力的作用时会凹陷一样。而不是过度用力，使得孩子有疼痛感。

操作时配舒缓的音乐

可以尝试每次给孩子推拿的时候，播放轻柔舒缓的音乐，营造温馨舒适的氛围，这样也能够让孩子心情放松，没那么紧张，他的配合度就可能会提高。

操作时尝试跟孩子交流

小孩子天生就喜欢问问题，在给大一点的孩子做推拿的时候，我们还可以尝试着跟孩子交流交流。回答他的问题的同时，要把孩子的注意力引导到推拿的动作上来，这样你们可以一起感受推拿带来的变化。

比如，可以跟他说，"我们来揉揉手指，好吧？""是不是会有热热的感觉呢？""你觉得舒服吗？""就快好起来了哦！"，等等。

另外，我们也可以跟孩子讲一些身体的知识，可以尝试自己编一些身体里住着的小精灵的故事。总之，既建立你和孩子之间的情感联系，又提高推拿的效果。

孩子睡着后做推拿

有的小孩确实不愿意配合家长做推拿，对此我们不要强迫孩子，可以在孩子睡着以后来操作。当然，这时候的推拿操作需要轻柔一点，尽量不要影响孩子的正常睡眠。

头面颈部推拿常用穴位

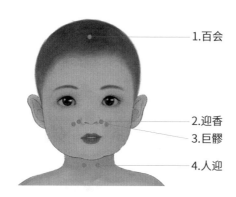

1.百会
2.迎香
3.巨髎
4.人迎

1. 百会

穴位定位：头顶正中，两耳尖连线的中点处，人体的最高处。

常用操作：搓百会。

作用：疏通全身经络，补充孩子的阳气，缓解孩子心神不宁。

2. 迎香

穴位定位：鼻翼外缘中点旁，当鼻唇沟中，也就是鼻翼两侧靠近鼻翼的部位。

常用操作：揉迎香。

作用：缓解孩子鼻腔红肿、疼痛和堵塞的症状。

3. 巨髎

穴位定位：瞳孔直下方，平鼻翼下缘处。

常用操作：揉巨髎。

作用：改善局部的血液循环，缓解腺样体肥大引起的症状。

4. 人迎

穴位定位：位于颈部，喉结旁，当胸锁乳突肌的前缘，颈总动脉搏动处。

常用操作：按揉人迎。

作用：疏通扁桃体局部的气血，散热，改善瘀结。

5 胸腹部推拿常用穴位

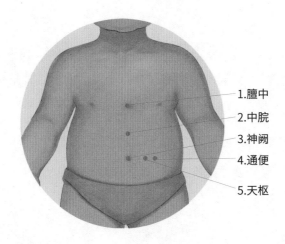

1.膻中
2.中脘
3.神阙
4.通便
5.天枢

1. 膻中

穴位定位：两乳头连线的中点，正好位于胸骨柄上。

常用操作：搓膻中。

作用：温补肺气，赶走寒邪。

2. 中脘

穴位定位：胸骨下端和肚脐连接线的中点。

常用操作：按揉中脘，艾灸中脘。

作用：按揉中脘，可以帮助孩子促进消化；艾灸中脘，能够帮助孩子缓解虚寒性腹痛。

3. 神阙

穴位定位：肚脐处。

常用操作：按揉神阙，艾灸神阙。

作用：按揉神阙，可以帮助孩子益气养血、调和脾胃；艾灸神阙，能够帮助孩子缓解虚寒性腹痛。

4. 通便

穴位定位：肚脐左右两侧3寸处。

常用操作：按压通便穴。

作用：帮助孩子排便。

5. 天枢

穴位定位：肚脐左右两侧 2 寸处。

常用操作：按压天枢。

作用：帮助孩子排便。

6 肩背腰骶部推拿常用穴位

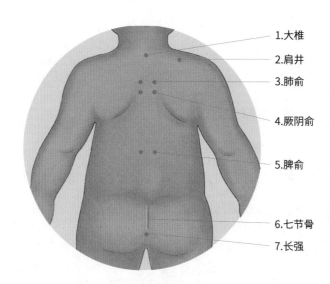

1.大椎

2.肩井

3.肺俞

4.厥阴俞

5.脾俞

6.七节骨

7.长强

1. 大椎

穴位定位：人体颈部下端，第七颈椎棘突下凹陷处。

常用操作：搓摩大椎。

作用：帮助孩子提升阳气，解表、发汗、散寒。

2. 肩井

穴位定位：大椎与肩峰端连线的中点上，即乳头正上方与肩线交接处。

常用操作：按揉肩井。

作用：帮助孩子疏通扁桃体局部的气血，散热，改善瘀结。

3. 肺俞

穴位定位：让孩子埋头，颈部会突出一个高点，从此处向下数，数到第三脊椎骨（第三胸椎棘突下），旁开 1.5 寸。

常用操作：揉肺俞，搓肺俞。

作用：帮助孩子通宣理肺，改善肺脏的功能。

4. 厥阴俞

穴位定位：第四胸椎棘突下，旁开 1.5 寸。

常用操作：按揉厥阴俞。

作用：帮助孩子泻热。

5. 脾俞

穴位定位：第十一胸椎棘突下，旁开 1.5 寸。

常用操作：按揉脾俞。

作用：帮助孩子健脾助运，改善脾脏的功能。

6. 七节骨

穴位定位：后背自第四腰椎棘突到尾骨尖一线。

常用操作：上推七节骨，下推七节骨。

作用：上推七节骨，有助于温阳止泻；下推七节骨，有助于通便泻热，祛除热毒。

7. 长强

穴位定位：尾骨下端与肛门之间的中点凹陷处，也就是肛门上 3~5 厘米处。

常用操作：点按长强，下推长强。

作用：点按长强，有助于通任督、调肠腑；下推长强，有助于通便泻热，祛除热毒。

手臂内侧和手掌推拿常用穴位

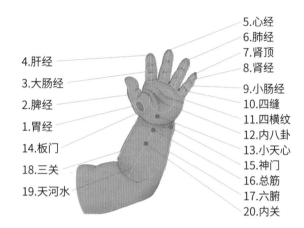

4.肝经
3.大肠经
2.脾经
1.胃经
14.板门
18.三关
19.天河水

5.心经
6.肺经
7.肾顶
8.肾经
9.小肠经
10.四缝
11.四横纹
12.内八卦
13.小天心
15.神门
16.总筋
17.六腑
20.内关

1. 胃经

穴位定位：大鱼际桡侧（靠近拇指的一侧）缘，腕横纹到拇指根的一线。

常用操作：清胃。

作用：从腕横纹推至拇指根，可以清除孩子胃里的积热。

2. 脾经

穴位定位：拇指的桡侧缘，指尖到指根的一线。

常用操作：清脾，补脾。

作用：从拇指尖推向拇指根，可以补足孩子的脾气和肺气，截断痰源。

3. 大肠经

穴位定位：食指桡侧缘，虎口到指尖一线。

常用操作：清大肠。

作用：从虎口推向指尖，可以帮助孩子清除大肠的积热，帮助孩子排便泻热。

4. 肝经

穴位定位：食指指面，指根到指尖一线。

常用操作：清肝。

作用：从指根推向指尖，可以祛除风邪。

5. 心经

穴位定位：中指指面，指根到指尖一线。

常用操作：清心。

作用：从指根推向指尖，可以清心火，利小便。

6. 肺经

穴位定位：无名指指面，指根到指尖一线。

常用操作：清肺，补肺。

作用：从指根推向指尖，可以清除肺部的邪气和异物；从指尖推向指根，可以补足孩子的肺气，增强抵抗力。

7. 肾顶

穴位定位：小拇指的顶端处。

常用操作：揉肾顶。

作用：帮助孩子固表止汗。

8. 肾经

穴位定位：小指指面，指根到指尖的中间线。

常用操作：补肾阳，补肾阴。

作用：从小指指根推向指尖，可以补充孩子阳气，主治畏寒肢冷、身体倦怠；从小指指尖推向指根，可以补肾，温下元。

9. 小肠经

穴位定位：小指尺侧缘，也就是靠近小指这一侧，指根到指尖一线。

常用操作：清小肠，补小肠。

作用：从小指指根推向指尖，可以清除小肠的积热，帮助孩子泻热；从小指指尖推向指根，可以温补下焦，调理孩子虚寒状态。

10. 四缝

定位：食指、中指、无名指、小指的第一掌指关节处。

常用操作：揉四缝。

作用：调和气血，健脾祛湿。

11. 四横纹

穴位定位：手掌和手指相连接的一条线上，也就是食指、中指、无名指、小指掌指关节屈侧的横纹处。

常用操作：搓四横纹。

作用：调和气血，退热消胀。

12. 内八卦

定位：手掌面，以掌心为圆心，以掌心至中指指根横纹长度的 2/3 为半径，画一圆环，内八卦穴即在此圆环上。

常用操作：顺运内八卦，逆运内八卦。

作用：从小鱼际朝向大鱼际的方向画圈，可以提升一身阳气；从大鱼际朝向小鱼际的方向画圈，可以帮助孩子调和五脏。

13. 小天心

穴位定位：手掌大小鱼际接合部。

常用操作：揉小天心。

作用：安神镇惊，促进孩子睡眠。

14. 板门

穴位定位：拇指指根下凹陷处，大鱼际的中点。

常用操作：揉板门。

作用：帮助孩子清胃热，降逆止呕，调理胃肠的气机。

15. 神门

穴位定位：腕横纹的尺侧缘凹陷处，即手腕横纹处，从小指延伸下来，到手掌根部末端的凹陷处。

常用操作：揉神门。

作用：安神镇惊，有助于睡眠。

16. 总筋

穴位定位：手腕正中，腕横纹正中点。

常用操作：揉总筋。

作用：软坚散结，帮孩子退虚热、退低烧。

17. 六腑

穴位定位：手臂尺侧缘，也就是靠近小指这一侧，由肘至腕一线。

常用操作：退六腑。

作用：调和阴阳，平衡孩子脏腑的寒热。

18. 三关

穴位定位：手掌桡侧缘，也就是靠近拇指一侧，由腕至肘一线。

常用操作：上推三关。

作用：升阳补虚，调整孩子五脏六腑的功能。

19. 天河水

穴位定位：手臂掌面，腕横纹中点至肘横纹中点一线。

常用操作：清天河水。

作用：由腕推至肘，可以助升阳气，帮助孩子退热；由肘推向腕，可以泻火，帮孩子补充津液。

20. 内关

穴位定位：腕横纹上2寸（孩子的一个拇指宽度为1寸）。

常用操作：揉内关。

作用：安神镇惊，缓解胸闷、心脏不舒服的症状。

8 手臂外侧和手背推拿常用穴位

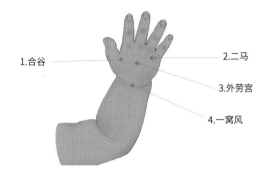

1.合谷
2.二马
3.外劳宫
4.一窝风

1. 合谷

穴位定位：手背拇指和食指间虎口处。

常用操作：揉合谷。

作用：滋阴潜阳，培补孩子的元气。

2. 二马

穴位定位：手背无名指和小指掌指关节后的凹陷中。

常用操作：揉二马。

作用：帮助孩子补充肾气。

3. 外劳宫

穴位定位：二三指掌骨掌间，指掌关节后 0.5 寸凹陷中。

常用操作：揉外劳宫。

作用：安神镇惊，促进孩子睡眠。

4. 一窝风

穴位定位：手腕背侧腕横纹中央凹陷处。

常用操作：揉一窝风。

作用：帮助孩子祛除外邪。

9 下肢前侧推拿常用穴位

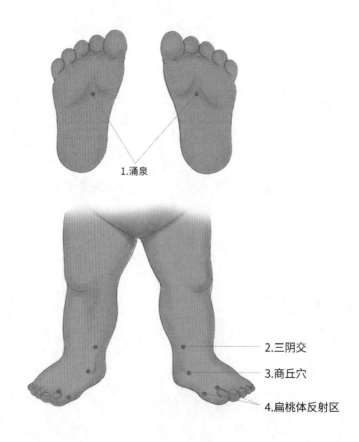

1.涌泉

2.三阴交

3.商丘穴

4.扁桃体反射区

1. 涌泉

穴位定位：脚心的正中，也就是脚心人字缝的正中。

常用操作：搓涌泉，揉涌泉。

作用：引火下行，把孩子体内的热往下引。

2. 三阴交

穴位定位：脚的内踝尖上3寸（孩子四根手指并拢的宽度大概就是3寸），胫骨内侧面后缘的凹陷处。

常用操作：揉三阴交。

作用：调和脾胃，健脾祛湿。

3. 商丘穴

穴位定位：内踝尖前下方的凹陷处。

常用操作：揉商丘。常和丘墟穴一起按揉。

作用：消除扁桃体炎症。

4. 扁桃体反射区

定位：大脚趾趾根的两侧。

常用操作：揉扁桃体反射区。

作用：消炎散结，把上焦的热邪往下引导。

⑩ 下肢后侧推拿常用穴位

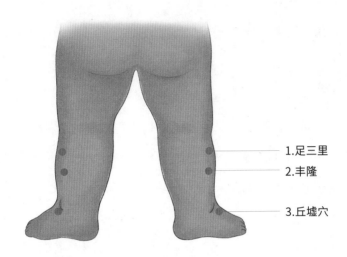

1.足三里

2.丰隆

3.丘墟穴

1. 足三里

穴位定位：小腿外侧，外膝眼下 3 寸（屈膝时膝盖外侧的凹陷处就是外膝眼）。

常用操作：揉足三里。

作用：善补孩子的各种虚证。"常揉足三里，胜过老母鸡"。

2. 丰隆

穴位定位：小腿的外侧正中，外踝尖跟膝盖连线正中。也就是外踝尖上 8 寸。

常用操作：揉丰隆。

作用：帮助孩子化痰。

3.丘墟穴

穴位定位：外踝尖前下方的凹陷处。

常用操作：揉丘墟。常和商丘穴一起按揉。

作用：消炎散结，把上焦的热邪往下引导。

⑪ 轻松掌握七大小儿推拿基本手法

推法

直推法

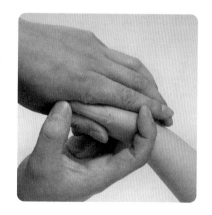

以拇指桡侧、指腹或食中二指指腹在穴位上沿直线推动，这种手法叫推法。

常见的直推法如补脾，就是用家长的拇指桡侧缘或者指腹，轻快地从孩子的桡侧拇指尖直推至拇指根。

分推法

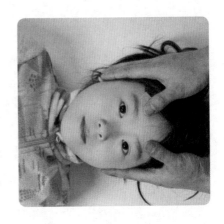

用两个拇指的指腹或拇指侧缘，
从穴位向两旁推的手法，就叫推法。

常见的推法如分推眉心，就是
用两只手的拇指沿额头中点到眉心
的连线，自额头中点往两边推。

推法是小儿推拿中常用的手法之一。要点是力量轻柔、均匀，保持
一致。

揉法

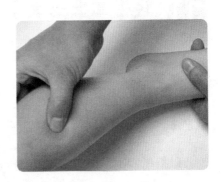

用中指、拇指指端、掌根，或
者大鱼际，在穴位上顺时针或者逆
时针方向的旋转揉动，叫作揉法。

采用揉法操作的时候，力度要
轻柔，不要在皮肤上摩擦，而是手
指一般不离开所接触的皮肤，让皮下组织随着手指的揉动而运动。

常见的揉法比如揉足三里，就是用拇指顺时针或者逆时针按揉孩子
小腿外侧外膝眼下 3 寸的位置。

🖐 按法

按法和揉法常常一起使用。

用拇指、中指指端或者掌根，在穴位上用力往下按压，即为按法。通常来说胸腹部的按法多配合揉法使用，叫作按揉法。

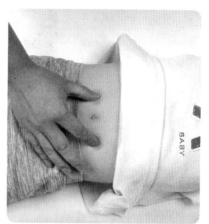

常见的按法如点按天枢，就是用拇指和食指分别按压在孩子左右两边的天枢穴上，不停地按压刺激穴位。

🖐 摩法

摩法，是指用手的掌面附着在穴位上，前臂带动腕关节发力，顺时针或者逆时针做画圈运动。

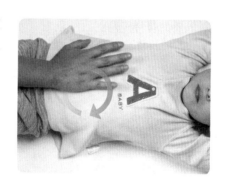

常见的摩法如太极摩腹，就要求家长不要绷着劲，而是放松，以自然的状态将手放在孩子腹部，用手掌心以肚脐为中心，沿顺时针方向按摩，逐渐扩大到整个腹部，中途不要换手。摩腹的时长一般是 5~10 分钟。

🤚 捏法

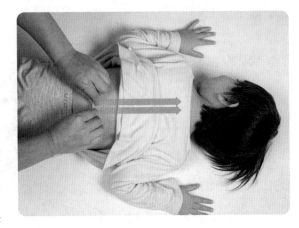

捏法是常用的一
种手法，脊背部多用，
常见的捏法如捏脊，
具体操作的时候，家
长两手分别放在孩子
脊柱两侧，用双手拇
指和食指，向上捏起孩子皮肤，同时向前捻动，两手交替进行，就像走
路迈步子一样，沿着脊柱两侧从大椎捏向长强（下捏脊）或者从长强捏
向大椎（上捏脊）。

捏法操作时，提起皮肤的多少，用力的大小，都要适当，并且捏的
时候要沿着脊柱两侧直线前进，不要歪斜。

🤚 运法

用拇指或者中指指端在穴位上
做弧形或者环形的推动的手法，叫
作运法。注意：运法要稍慢一点，
稍轻一点。

常见的运法如逆运内八卦，就
是用家长的拇指指腹，沿逆时针，

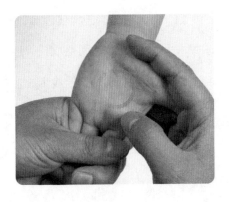

也就是从大鱼际朝向小鱼际的方向画圈。

搓法

用拇指的指腹或者桡侧缘、大鱼际，在穴位上来回快速搓揉的手法，即为搓法。注意，搓的时候力度不要过大，搓到皮肤微微发热就好了。

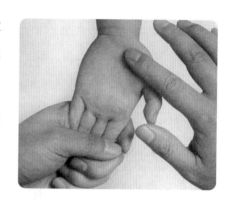

常见搓法如搓四横纹，就是家长用拇指的桡侧缘或者指腹，来回搓孩子的四横纹。

注意事项

本书中的小儿推拿手法，因为是不同流派医师实操经验的总结，所以可能会出现以下这几种情况。

例如，有的手法名称不一样，但是操作方法是一样的，比如补三关和上推三关。补三关是张汉臣派的称谓，而上推三关是盲校派的称谓，操作方式都是用食中二指快速

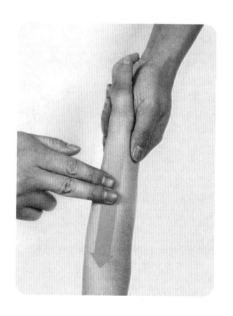

由腕部推向肘部。

有的手法虽然名称一样，但是取穴可能不完全一致，操作方法也可能不一样。比如，清天河这个手法，盲校派的付红亮老师推的是由腕至肘的整个面，脾胃派的袁辉老师推的是由腕横纹中点到肘横纹中点的一条线，而张汉臣派的崔玉功老师推的是由小天心到肘横纹中点的一条线。

家长在操作的过程中不必过于纠结手法的异同，只需对应不同的病症，然后按照流派老师的操作方式来进行就可以了。

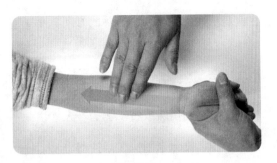

盲校派

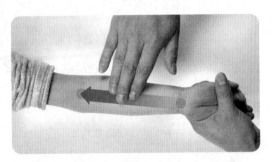

脾胃派

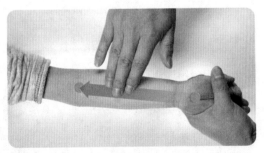

张汉臣派

第二章

发烧

什么是
发烧?

如何正确
给孩子量体温?

不同类型的发烧
如何处理?

……

掌握推拿
手法,发烧
好得更快

孩子发烧是家长在生活中经常碰到的情况。孩子一发烧，家长常常就手足无措，非常害怕，担心自己的孩子因为发烧而导致心肌炎、肺炎和脑膜炎等更加严重的疾病。其实，发烧是人体自我保护的一种生理免疫反应，只要温度不是特别高，家长不必过于担心。

1 发烧小常识

什么是发烧

从中医的角度来说，发烧为正邪相争，也就是人体内的正气和外来的各种细菌、病毒等邪气进行斗争的过程。邪气想要往人体里面入侵，正气又想要把邪气赶走，赶走了自然人体就不生病了。这个入侵与赶跑的过程必然会引发一场"战争"，只要孩子身体的正气足了，将邪气赶跑，发烧的问题自然迎刃而解。

再从现代医学角度来看，多数情况下，生病时出现发烧对人体也不全是坏事。一方面，发烧时人体温度升高，可以增强人体的免疫机能，同时降低细菌、病毒的活性。发烧时，孩子体内的白细胞数量增多，能更快地把病原体吞噬掉，减少它们的数量，促使疾病尽快痊愈。另一方面，发烧会让人体产生不舒适感，孩子自然而然地就想卧床休息，从而保持住体能，为进一步地祛除邪气做好准备。

应对发烧的误区

孩子一发烧，很多家长特别焦急，本能地在第一时间给孩子吃退烧药，但其实，当孩子的体温不超过 38.5℃时，是没有必要吃退烧药的。只有当孩子的体温超过 38.5℃时，才需要考虑是否给孩子服用退烧药。

另外，也千万不要贸然给孩子服用抗生素。因为引起孩子发烧的原因可能是细菌感染，也有可能是病毒感染，如果是病毒感染引起的，那给孩子服用抗生素是没有效果的，反而抗生素用多了，可能会对孩子的肝脏或者肾脏造成损害。这就得不偿失了。

另外，千万不要为了散热而用酒精直接擦拭孩子的身体，因为现在很多孩子都属于过敏性体质，可能会对酒精过敏，引发严重后果。我在临床中曾经碰到过两例因为家长用酒精降温而导致孩子死亡的情况，所以，千万不要用酒精给孩子降体温。

还有一点是捂汗。通常老一辈的人会用这种方法来给孩子退烧。但是一定要分清情况，因为只有当孩子因着凉感冒而发烧，感觉身体寒冷的情况下，才需添加衣物或被子保暖。其他情况下，由于孩子汗腺尚未发育成熟，尤其是低龄婴儿，往往无法排出足够的汗液充分散热，这时如果一味靠多穿衣、多盖被捂汗，很可能导致孩子不但难以降温，反而出现高热惊厥、脱水的症状。此时的正确做法是根据环境温度适当减少衣物或被子，利用皮肤散热，把温度降下来。

🖐 如何给孩子测体温

在生活当中，一个合格的妈妈是孩子最好的体温计，只要用手摸摸或者用嘴唇触碰孩子的额头，就能大体知道孩子是不是发烧了。当需要精确的体温时，妈妈们会选择用体温计来给孩子测一测。

此时我们首先要知道孩子的正常体温是多少。医学上一般认为，孩子体温的正常值是 36.8℃，但这只是一个平均值，实际情况中，每个孩子体温的正常值是不同的，可能是 36.5℃，也可能是 36.9℃。这需要家长平时注意感受和记录。而当孩子的体温超过正常值 0.5℃时，就可以认为孩子发烧了。

其次，要选择一种合适的体温测量方式。目前，体温主要有腋下温度、口腔温度、耳内温度和肛门温度等，比较推荐的是测量腋下温度，因为腋下温度相对恒定。从测温工具上来说，用水银温度计测量会比较准确。

但是，实际生活中，有很多孩子都不愿意测体温，甚至一说测体温就哭闹。为什么呢？因为水银体温计表面温度比较低，而发烧的时候人体温度比较高，这样就形成了一个温差，这个时候拿冰凉的温度计夹在孩子的腋下，孩子自然就不舒服不开心，就会哭闹来表示抗拒。

碰到这种情况，在给孩子测体温之前，妈妈可以自己先夹一会儿，把温度计焐暖一点，然后再把水银柱甩下去给孩子测。这时候，孩子就不容易产生反感而哭闹了。

测量口腔温度和肛门温度，孩子会有不舒适的感觉，而且测量时可能会出现安全问题，所以不作推荐。耳温枪测量耳内温度，影响因素比较多，出现误差的可能也就比较大，但如果不需要特别精确的数值，也可以选用这种更方便的方式。

② 风寒发烧：使孩子微微发汗

平时生活中，孩子最常遇到的一种发烧，中医上叫作风寒发烧。那导致风寒发烧的原因是什么呢？怎么判断，又应该怎么处理？

风寒发烧的原因

孩子的风寒发烧，主要是外界的寒邪由孩子的皮肤表面或者口鼻侵入而引发的。用平常的话来讲，就是受凉引起的。比如说，睡觉忘记关窗户，外面的风吹到孩子了，或者孩子出去玩、出去运动后出了很多汗，没来得及用毛巾擦干或者换内衣，再被凉风一吹，就很容易发烧了。这种发烧一般来说就是风寒的发烧。

怎样判断孩子得了风寒发烧

得了风寒发烧的孩子，典型的症状就是发烧的时候会出现怕冷、浑身疼痛、流鼻涕、打喷嚏，但是不出汗。怕冷表现在，有的孩子睡觉的时候会蜷缩成一团，即使盖上厚厚的被子也不管用，还有的孩子甚至会打哆嗦；浑身疼痛，最主要的是脖子连接后背这个部位有点疼；流鼻涕、打喷嚏，都是孩子身体里面的正气和细菌、病毒等邪气斗争的产物；不出汗，是因为寒邪现在待在孩子皮肤表面，使得身体的毛孔都关闭了，所以是出不了什么汗的。只要碰到这类情况，家长一定要记住，这是孩子出现了风寒发烧。

处理思路：微微发汗

从临床来看，风寒发烧在小孩子所有类型的发烧里占据了大多数。我们处理的思路就是帮助身体祛除体表皮肤的外寒。换句话说，就是要尽量让孩子发汗，通过发汗的方式，把待在体表皮肤的寒邪以最短的路径、最快的方式排出去。只要寒邪给驱逐出去了，那孩子的风寒感冒很快就会好了。

③ 积食发烧：帮孩子排掉垃圾

小孩子因为脾胃的功能还没有发育完全，如果吃得太多太好，就很容易引发发烧，这种类型的发烧，临床上叫作积食发烧。

积食发烧的原因

中医有这么一句话，叫"郁久而化热"，意思就是积食是一个长期的过程。孩子平时就吃得比较多，然后突然有一天吃得更多了，就很容易使胃肠道被食物残渣堵塞了。这个也是量变到质变的过程，堵塞了就容易生发出热，孩子就会发烧。

怎样判断孩子是积食发烧

一般情况下，积食发烧的孩子，孩子口里会有一股酸腐味，拉的大便是酸臭的，放屁也特别臭。另外，积食孩子的舌苔看起来是黄色的厚厚的一层。并且，这时候给孩子做身体检查，会发现他的胃又胀又硬又痛，甚至孩子睡觉的时候会出现翻来覆去、睡不安的现象。

处理思路：排掉胃肠道的垃圾

碰到孩子积食发烧，最简单的处理思路就是，减少孩子食物的摄入量，并且要尽快加强他的排泄功能。也就是说，只要孩子把他肚子里面的积食排下去，孩子的烧自然而然就退下去了。

 # 4 阴虚发烧：滋养孩子的身体

在平时的生活中，还有一种比较少见的发烧，中医上叫阴虚发烧。

阴虚发烧的原因

阴虚是指什么呢？就是指孩子的身体缺乏津液的滋润了。通常的原因是，孩子在经历长期高热性的发烧后，身体里面的水液被烧干了，像烧干锅那样，又或者是孩子长期过量吃热性的食物导致体内水分减少。因为现在的医疗条件比较好，家长是不会放任孩子持续长时间的高热的，所以阴虚发热不是很多见。

怎样判断孩子是阴虚发烧

首先，阴虚发烧是一种低热的状况，孩子的体温一般不超过38℃，也就37.4℃或者37.5℃的样子。另外，孩子容易出现的症状是，手心脚心会定时发热，就像涨潮一样，尤其是午后。孩子睡着了以后也会出很多汗，并且还可能出现口干舌燥、头晕的症状。

处理思路：补足津液

临床上处理孩子的阴虚发烧，可以多给孩子补津液，主要是补充肾阴。这个补肾阴，就好像是给身体这口锅添水，添了水，自然身体就不会"烧干锅"了，温度也就会降下来。

5 受惊发烧：镇惊安神是关键

孩子受到惊吓了，也可能引起发烧，这类发烧叫惊吓型发烧。这种发烧在临床上也挺常见的。

受惊发烧的原因

从中医的角度来看，受惊会发烧是因为有些孩子平素心气就不是很足，胆气也不旺，一旦他听见了异常的声音或见到了异物，不经意间受到了惊吓就会导致发烧。比如，养了小狗的家庭，有时候小狗突然乱叫，孩子就会吓一跳，接着浑身一哆嗦，然后就哭闹起来了。或者逢年过节、办喜事的时候，燃放烟花爆竹的响声也容易吓着孩子。

从西医的角度来看，孩子受惊会发烧则是因为脑神经发育尚不健全，容易受到惊吓而导致发烧。

怎样判断孩子是受惊发烧

正常的孩子眼睛是特别有精神的，但是受惊发烧的孩子，眼神会变成迷离状，并且会面带惊恐，面色也可能会有点发青。

处理思路：安神

孩子受惊了，最主要的处理方式是帮助孩子安神镇惊，给孩子补充阳气，然后让他睡个好觉。因为在中医上讲究心藏神，所以处理的时候主要是从这一点入手。

6 生理性发烧：不给孩子帮倒忙

在现实生活中，有一种发烧，家长大可不必过于担心，这类发烧就叫作生理性发烧。

生理性发烧的原因

通常来说，生理性发烧有两种原因。第一种是长牙引起的发烧，一般在孩子四五个月的时候会出现。多数孩子长牙的时候都很顺利，但也有的孩子长牙不顺利，比如牙龈皮肤过紧了，他的牙齿就长不出来，从而引起发烧。第二种是变蒸发烧。变蒸发烧也叫生长热，是古代医家用来形容小儿生长发育规律的叫法。变蒸指的是精神发育和身体发育。这种发烧不是病，是小儿的精神和身体发育到一定阶段时的一种生理现象。有句话叫"孩子烧一烧长一长"，意思就是经历过发烧以后，家长可能就发现孩子长能耐了，比如本来不会爬的，会爬了；本来不会翻身的，会翻身了；本来不会说话的，会说话了。

怎样判断孩子是生理性发烧

判断是否是长牙引起的发烧，妈妈只需要用手去触摸孩子的牙膛，也就是牙龈的部位，如果是长牙发烧，就会发现孩子的牙龈红肿，皮肤发紧发硬，并且孩子还可能会因为憋得难受而出现喜欢咬人，以及不断地流口水等情况。

判断变蒸发烧，首先是看发烧时间，一般来说，变蒸是每隔 32 天发烧一次，每隔 64 天又发一次大烧。一共要经历 10 变 8 蒸。其次，变蒸发烧的孩子屁股和耳朵的温度比身体其他部位要凉。最后，变蒸发烧的温度不高，最多 38℃多一点，几乎烧一天就停了，不会影响孩子的吃、玩和睡觉。

处理思路：不帮倒忙

如果在临床当中真的出现长牙的发烧，其实很好解决，就是送到医院去，让医生拿个小刀在牙龈当中划一刀就可以了——皮肤破了牙自然就出来了，就像破土而出的嫩芽一样。随后发烧自然而然就消失了。如果是变蒸发烧，家长们更无须紧张，只需要留心给孩子多饮点温水，注意休息和保暖，如果孩子温度不高于 38.5℃，那么耐心等待孩子的烧自然退去就好。所以，不论是长牙发烧还是变蒸发烧，对于生理性发烧，总的原则是不给孩子帮倒忙，千万别乱用药。

学会推拿，发烧好得更快

风寒发烧的推拿手法

搓手背

频率：180~200 次 / 分钟；时长：1~2 分钟。

定位：以手腕部的腕背横纹为中点，上下 2 寸之间。

握手姿势：把孩子的手腕平放在自己手上，保持孩子手腕部平整。不能只握住孩子的手掌，这样孩子的手腕部会凹陷下去，不利于搓摩。

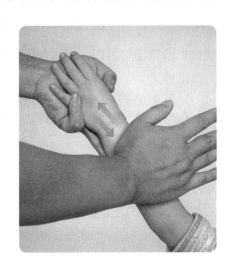

操作方式：用掌心快速来回搓摩。

作用：祛除孩子肺部的寒气。

上推三关

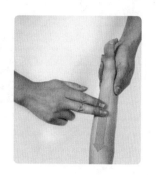

频率：180~200 次 / 分钟；时长：1~2 分钟。

穴位定位：手掌桡侧缘，由腕至肘一线。

握手姿势：用手握住孩子的手腕，不能把拇指扣在孩子的桡侧，这样会妨碍推拿操作。

操作方式：用食中二指快速由腕部推向肘部。

作用：补足元气，使孩子微微发汗。

清天河

频率：180~220 次 / 分钟；时长：1~2 分钟。

穴位定位：手臂掌面，由腕至肘一线。

握手姿势：用手握住孩子的手，手指不扣住腕横纹。

操作方式：用食中二指、小鱼际或者食指、中指和无名指三指轻快地由腕面推向肘面。注意，手指接触孩子手腕的面宽一点，这样可以推得宽一点。

作用：助升阳气，帮助孩子退热。

搓肺俞

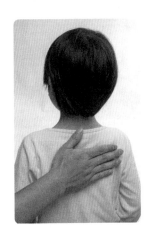

频率：150~200 次 / 分钟；时长：1~2 分钟。

穴位定位：让孩子埋头，颈部即会突出一个高点，从此处向下数，数到第三脊椎骨，左右旁开 1.5 寸处即是。

孩子姿势：站着、坐着或躺着都可以。天气暖和可以露出皮肤，天气较冷可以隔着衣服操作。

操作方式：用手掌心在孩子后背两个肺俞穴之间快速搓摩。

作用：祛除孩子肺部的寒气。

积食发烧的推拿手法

清胃

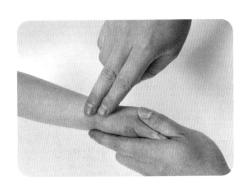

频率：180~200 次 / 分钟；时长：1~2 分钟。

穴位定位：大鱼际桡侧缘，腕横纹到拇指根一线。

握手姿势：用拇指和食指夹住孩子的拇指，充分暴露胃经穴。

操作方式：用食指或者中指，轻快地从腕横纹推至拇指根。

作用：清除孩子胃里的积热。

清大肠

频率：180~200次/分钟；时长：1~2分钟。

穴位定位：食指桡侧缘，由虎口到指尖一线。

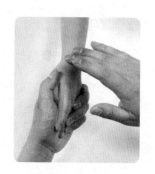

握手姿势：握住孩子的手或者用拇指和食指夹住孩子的食指，充分暴露大肠经穴。

操作方式：用食指或者中指，轻快地从虎口推向指尖。

作用：清除大肠以及身体其他部位的积热。

退六腑 体温超过 38.5℃才使用

频率：180~200次/分钟；时长：1~2分钟。

穴位定位：孩子手臂尺侧缘，也就是小指这一侧，由肘至腕一线，跟三关穴正好相对应。

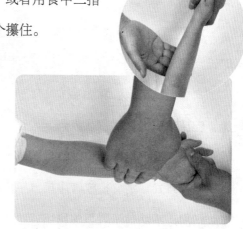

握手姿势：握住孩子的手，或者用食中二指夹持住孩子的手腕部，不要整个攥住。

操作方式：用食指桡侧缘或指腹，或者食指、中指和无名指的指腹，从肘横纹推到腕横纹。

作用：退高烧。

摩腹

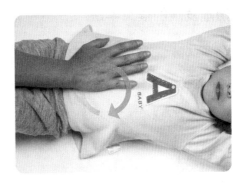

频率：100~150 次 / 分钟；时长：1~2 分钟。

定位：肚脐周围。

孩子姿势：站着、坐着或躺着都可以，为避免着凉，一般不要求把孩子的肚子露出来。

操作方式：用手心正对孩子肚脐，顺时针围绕肚脐轻柔地搓摩。

作用：加强胃肠道蠕动，消除孩子胃肠道的积滞。

下推七节骨

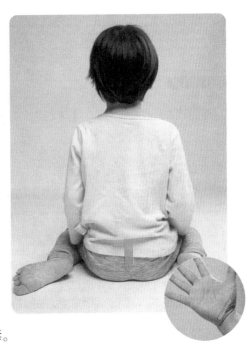

频率：100~150 次 / 分钟；时长：1~2 分钟。

穴位定位：背部第四腰椎至尾椎骨一线，也就是脊柱上靠近屁股这一段。

孩子姿势：坐着或趴在床上。

操作方式：用掌根从第四腰椎推至尾椎骨。

作用：通便泻热，祛除热毒。

阴虚发烧的推拿手法

取天河

频率：180~200 次 / 分钟；时长：1 分钟左右。

穴位定位：手臂掌面由肘至腕一线。

握手姿势：用手握住孩子的手，手指不扣住腕横纹。

操作方式：用食中二指或者小鱼际轻快地由肘面推向腕面。不能只推手臂掌面的中线，一定要推得宽一点。

作用：泻火，帮孩子补充津液。

补肾阴

频率：180~200 次 / 分钟；时长：1~2 分钟。

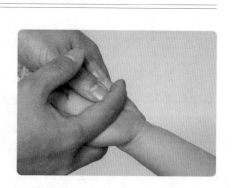

穴位定位：小指指面，由指尖至指根一线。

握手姿势：用手握住孩子其他手指，暴露小指。

操作方式：用拇指指腹轻快地由指尖推向指根。

作用：帮孩子补足津液，对抗热证和火证。

揉总筋

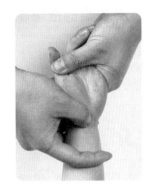

频率：180~200 次 / 分钟；时长：1~2 分钟。

穴位定位：手腕正中，腕横纹正中点。

握手姿势：用手握住孩子的手掌，充分暴露手腕。

操作方式：用拇指揉孩子的腕横纹正中点。注意用腕关节的运动来带动拇指按揉。

作用：软坚散结，帮孩子退虚热、退低烧。

搓涌泉

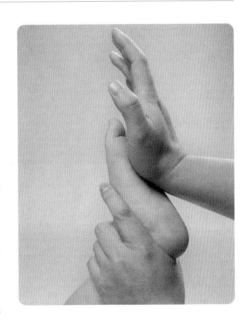

频率：180~200 次 / 分钟；时长：1~2 分钟。

穴位定位：脚心的正中，也就是脚心人字缝的正中。

孩子姿势：一般是孩子睡着以后。

操作方式：握住孩子的脚，用掌根搓摩孩子的脚心。

作用：引火下行，把孩子体内的热往下引。

受惊发烧的推拿手法

揉神门

频率：180~200 次 / 分钟；时长：半分钟左右。

穴位定位：腕横纹的尺侧缘凹陷处，即手腕横纹处，从小指延伸下来，到手掌根部末端的凹陷处。

握手姿势：用手轻柔地握住孩子的手。

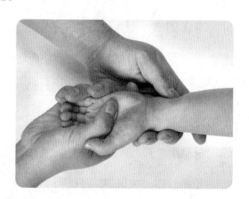

操作方式：用拇指按揉神门穴。

作用：安神镇惊，有助于睡眠。

揉小天心

频率：180~200 次 / 分钟；时长：0.5~1 分钟。

穴位定位：手掌大小鱼际接合部。

握手姿势：用手握住孩子的手指，防止孩子出现握拳的情况。

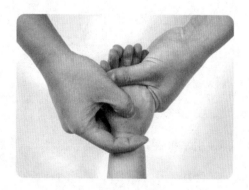

操作方式：用拇指按揉小天心。也可以和神门穴一起操作。

作用：安神镇惊，促进孩子的睡眠。

揉内关

频率：150~200 次 / 分钟；时长：1~2 分钟。

穴位定位：腕横纹上 2 寸。

握手姿势：用手握住孩子手腕。

操作方式：用拇指按揉内关。

作用：安神镇惊，缓解胸闷、心脏不舒服的症状。

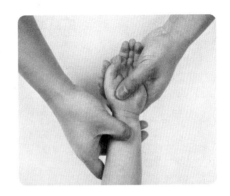

搓百会

频率：150~200 次 / 分钟；时长：1~2 分钟。

穴位定位：头顶正中，两耳尖连线的中点处，人体的最高处。

孩子姿势：孩子一般采取坐着或者站着的姿势。

操作方式：用掌心搓摩孩子的百会。

作用：补充孩子的阳气，缓解孩子心神不宁。

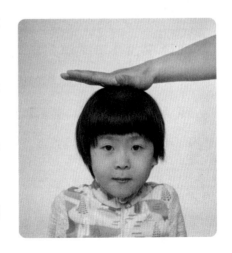

应对各种发烧

▶ 食疗小方

风寒发烧：葱姜红糖白萝卜水

食材：生姜 10 克，葱白 15 克，白萝卜 150 克，红糖 20 克。

做法：各食材混合加水煮好后温服，服后微出汗即可。

原理：生姜、葱白、红糖既可驱寒，又可止咳，白萝卜行气化痰，是治疗风寒发热首选食疗方。

积食发烧：炒米芽粥

食材：大米适量，麦芽 10 克。

做法：取少许大米放炒锅内用小火翻炒，直至颜色变成金黄色。将此米与 10 克麦芽混合，倒入清水后煮粥服用。

原理：麦芽善消各类谷积，配合炒米，既可消食，又可补液，可退发热。

阴虚发烧：银耳鸡蛋羹

食材：银耳5克，鸡蛋1个，冰糖60克。

做法：银耳用温水泡发，撕为片状，加水和冰糖炖煮2～3小时，直至煮烂。鸡蛋取蛋清，兑入少许清水和匀，倒入炖烂的银耳内，稍煮即可食用。

原理：银耳适合治疗阴虚内热之证。

受惊发烧：炸鱼鳔

食材：鱼鳔5克。

做法：购买新鲜的鱼鳔，洗净控水，然后用香油炸至酥脆，压成碎末状。

原理：炸鱼鳔是民间常用的食疗方，可以尝试给受惊吓的孩子吃。

▶ 辅助养护

中医上有句话叫"三分治，七分养"，孩子发烧期间的日常养护对疾病的康复也特别重要。

首先，在饮食上要注意。发烧的孩子，饮食以简单一点、清淡一点为宜，像是吃一些流质或者半流质的食物有利于消化吸收，比如可以给孩子喝点粥，吃点烂面条。

切记：少吃高热量的食物，比如大鱼大肉，肯德基、麦当劳等油炸类的食物，越吃孩子的烧就越高。

其次，很多家长对于孩子应该喝多少水掌握不好度。这里有一个喝水的标准：孩子的小便发白了，说明水就喝够了。所以，不管你给孩子喝了多少水，哪怕你已经给孩子喝了三奶瓶水，如果孩子的小便还是黄的，甚至还没尿出来，就说明喝水量还不够；而如果你只给孩子喝了一杯水，他的小便就发白了，那也说明喝水的量是够的。

还有一个重点是，要给孩子进行正确的物理降温。怎么物理降温呢？家长可以用温水给孩子擦拭后背。需要注意，不是用毛巾去擦拭，而是用你的手掌蘸一点水，然后轻轻地拍打在孩子的后背上。拍打完以后，小水珠会留在孩子的后背上，这时候不用去擦干，而是通过孩子的体温把这些水珠蒸发掉，孩子的体温自然就降下来了。当然，也可以用手蘸水拍打孩子的颈部或者腋窝，道理也是类似的。

最后再提醒一句，如果孩子出现以下几种情况，家长千万别自己在家处理了，而是要抓紧时间把孩子送往医院治疗。第一个是孩子出现持续性的高烧不退；第二个是孩子的精神状况严重萎靡不振；第三个是有过脑膜炎、肺炎和严重手足口病史或者有过高热惊厥史。虽然这样的情况很少出现，但作为家长，我们还是需要格外注意。

第三章

咳嗽

什么是
咳嗽?

如何正确止咳?

不同类型的咳嗽
如何处理?

……

掌握推拿
手法,轻松
告别咳嗽

小孩子咳嗽，在临床当中也是非常常见的，尤其是季节交替或者天气异常的时候，咳嗽的发生率会突然升高。这时候，很多家长都特别担心，担心孩子的咳嗽会发展成气管炎、支气管炎或者肺炎。但其实，咳嗽只是一个症状，是在告诉我们孩子身体里面有垃圾要排出来了，并且很多时候家长在家用推拿的方法就可以缓解孩子咳嗽的相关症状。

1 咳嗽小常识

 什么是咳嗽

从现代医学的角度来看，咳嗽是身体的一种保护性反射。当我们的呼吸道受到刺激后，为了保持呼吸道的清洁和通畅，就会通过咳嗽把呼吸道里的分泌物或者异物给排出去。比如，当孩子的嗓子里有痰液的时候，他就会本能地咳出痰液来。

而从中医的角度来看，"有声无痰谓之咳，有痰无声谓之嗽"，也就是说，咳指的是声音，嗽指的是痰液。现实生活中，咳嗽一年四季都会出现，但是咳以秋冬季节最为多见。为什么呢？因为秋季主燥，而燥是最容易伤到肺脏的。中医有一句话叫"肺喜润恶燥"，是指肺特别喜欢湿润的环境，一旦它处于过于干燥的环境，就容易引起干咳。对此我们应该都有体会，这种干咳就像有什么在嗓子里面挠痒痒一样，怎么咳也咳不出东西来。冬季呢，因为天气特别寒凉，孩子容易受凉，这样也会引发咳嗽。

咳嗽不仅仅是肺的问题

中医认为，咳嗽大多跟肺有直接关系，所以中医会用"肺气上逆"来形容它。如果你用手捂住嘴，咳嗽一声就会感受到有一股气从你的嘴里面冒出来，对吧？这就是肺气上逆。

但是，中医也有这样一句话，叫"五脏六腑皆可令其咳，非独肺也"。意思是，孩子出现咳嗽，千万不能认为只是肺的问题，还有可能是其他脏腑出问题了。

比如，很多细心的妈妈都会发现这么一件微妙的事情——孩子长期不排便一定会咳嗽。因为我们排便的同时也在排气，当你不排便的时候，大肠里的气就不容易排出去。但是气是流动的，它一定要找一个出口，所以它一定会掉过头来要往上跑，也就会导致咳嗽。这种咳嗽是大肠的问题导致的。

又比如，我们还会见到这样一种咳嗽，就是孩子到了晚上咳嗽会加重，甚至出现频繁的剧烈的咳嗽，令他翻过来覆过去睡不安稳。只有当孩子哇的一声吐出了很多痰液的时候，他才会好受一点。其实，这种咳嗽跟妈妈给孩子喂食过多有关。中医上有句话叫"脾为生痰之源，肺为储痰之器"，当我们给孩子吃太多以后，或者其他原因导致孩子脾运化水湿的功能出问题了，就会产生很多的痰，就会让孩子咳嗽。所以，这种咳嗽其实是脾的问题导致的。

👋 不能盲目止咳

很多时候，家长因为过于紧张和焦虑，一听到孩子咳嗽，就赶快用一些止咳药，这其实是错误的做法。因为如果你不知道孩子的咳嗽是什么引起的，盲目用止咳药，就可能会让肺和呼吸道里面的痰液留在体内，咳不出来，说不定最后真的会导致肺炎或支气管炎这样的问题。所以从这方面来说，我不建议家长们盲目给孩子使用止咳药。

② 风寒咳嗽：赶走入侵的邪气

👋 风寒咳嗽的原因和判断要点

风寒咳嗽，顾名思义就是孩子受了风寒邪气而引起的咳嗽，其实这种风寒咳嗽跟上一章所讲的风寒引起的发烧，机理是一样的，只不过孩子所表现出来的形式不一样。比如，同样是感受风寒，有的孩子表现出来的典型症状是发烧，有的孩子是流清鼻涕、打喷嚏，还有的孩子是咳嗽，或者是浑身疼痛、怕冷、不怎么出汗。

家长要知道的是，这些症状都可能出现，只不过以一种或几种为主。风寒咳嗽的孩子还有一个特点就是他咳出来的痰颜色是白的，比较清、稀薄。这是典型的受寒的表现。

处理思路：赶走入侵的邪气

如果判断孩子是风寒咳嗽，我们处理的思路就是帮助身体祛除体表皮肤的外寒。具体来说，就是帮助孩子把鼻腔和呼吸道内的鼻涕和痰液清理干净，这是一种排邪方式。另外，也要给身体加温，让身体运转起来，打开毛孔，微微出一点汗，这种方式也会帮孩子排邪气。这样，孩子的肺气就能够恢复向下的趋势，咳嗽自然而然就能好了。

3 风热咳嗽：解决掉热的症状

🖐 风热咳嗽的原因和判断要点

有寒就有热，和风寒咳嗽相对应的是风热咳嗽。顾名思义，发生风热咳嗽最直接的原因就是孩子的身体受了外界的风邪和热邪。当然，也可能是风寒咳嗽久了，邪气进一步往孩子的身体里面入侵造成的。还可能是平时孩子形成了内热或者阴虚的体质，一感受热邪就可能导致风热咳嗽。

风热咳嗽还是比较容易判断的，最典型的一个症状就是流黄涕，或者咳黄痰。同时，孩子也可能出现咽喉微微痒痛的现象，表现为咳嗽的咳声重浊。只要见到孩子出现这一类咳嗽，我们就知道了，它是风热咳嗽。

🖐 处理思路：解决掉热的症状

如果判断孩子是风热咳嗽，我们处理的思路是祛风清热，也就是说，帮助孩子把侵入身体的风邪给驱逐出去，把热邪给清除掉。因为这时候热邪多数是停留在咽喉、呼吸道、肺等地方，相对来说不是很深入，所以，第一，可以借水来灭掉肺里面的热和火；第二，要打通肺的通道，恢复肺的宣发功能，把风邪和热邪排出去。"邪去则正安"，咳嗽问题就迎刃而解了。

痰湿咳嗽：帮孩子补补脾、排排痰

痰湿咳嗽的原因和判断要点

痰湿咳嗽，是指脾的运化功能失常，产生了过多的痰拥堵到肺部造成的咳嗽。所以，最主要的原因是孩子脾虚。刚刚我们已经说到过，"脾为生痰之源，肺为储痰之器"，只要脾的运化功能受到影响，脾里面就会产生大量的痰湿。所以，如果给孩子吃太多甘甜油腻的食物，或者睡前还给孩子吃东西，孩子的咳嗽就会加重。

痰湿咳嗽最主要的特点就是孩子呼吸道中的痰比较多，多到什么程度呢？仔细听的话就会听到孩子的嗓子里面会出现一种呼噜呼噜的声音。

处理思路：补脾和排痰

判断出孩子是痰湿咳嗽后，我们处理的思路是一方面从源头上控制痰湿的产生，另一方面从渠道上把呼吸道和肺里面大量的痰液排出体外。也就是既需要给孩子补补脾，也还要帮孩子清肺。

这个过程，其实就有点类似于开到河流当中的船突然出现漏水的情况。这时候需要先堵漏洞，再往外舀水。这个堵漏洞的过程就是补脾，而往外舀水的过程就是清肺了。

5 气虚咳嗽：补补孩子的肺气

气虚咳嗽的原因和判断要点

通常来说，孩子如果咳嗽很久都还不好，那就很可能形成气虚咳嗽了。我们比较熟悉的《红楼梦》中的林黛玉妹妹，得的其实就是这种类型的咳嗽。因为她咳嗽太久了，肺长期受到伤害，导致肺的功能下降，肺气也就不足了。另外，我们现代医学中的过敏性咳嗽也属于这种气虚咳嗽。

这种咳嗽的典型表现是咳声轻微，即平时所说的底气不足，咳的声音比较低。另外还可能出现面黄肌瘦、不怎么喜欢吃饭的情况。再就是气短乏力，看起来柔柔弱弱的样子。

处理思路：补肺气

判断出孩子是气虚咳嗽后，我们处理的思路是给孩子补一补肺气。在中医里面，脾和肺的关系是母子关系，"孩子"生病了就可能会累及"母亲"。这也就是气虚咳嗽的孩子不怎么喜欢吃饭、面黄肌瘦的原因。所以，我们在补肺气的同时，不要忘记给肺的"母亲"脾也补一补。这也是中医"虚则补其母"的体现。

6 阴虚咳嗽：滋润孩子的肺

阴虚咳嗽的原因和判断要点

阴虚咳嗽，是由肺部的阴液不足，滋润不够引起的。这就好像锅里面没有水了，但是火还开着，就会导致肺里面出现一系列问题。

阴虚咳嗽的孩子，最大的特点就是干咳，干咳无痰，或者痰少而黏，甚至很难咳出来，孩子会很难受。并且夜晚孩子咳嗽会加重，这是因为夜晚阳气要回到身体里面，阳气遇到了邪气就要打一仗。另外，孩子还容易出现晚上出汗偏多、爱做梦、手心脚心发烫的症状。

处理思路：补津液

临床上处理孩子的阴虚咳嗽，可以多给孩子补津液，主要是补充肾阴。虽然孩子是肺阴不足了，但是人体是一个整体，而且肾是人体一身阴液的根本，所以，只需要补足肾阴，肺阴自然也就足了。另外，在给孩子补足津液的同时，还需要祛除聚集在肺和呼吸道中的邪气。

推推捏捏，轻松告别咳嗽

风寒咳嗽的推拿手法

搓手背

频率：180次/分钟；时长：0.5分钟。

穴位定位：以手腕部的腕背横纹为中点，上下2寸之间。

握手姿势：把孩子的手腕平放在自己手上，以保持孩子手腕部平整。不能只握住孩子的手掌，这样孩子的手腕部会凹陷下去，就不利于搓摩。

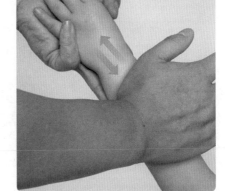

操作方式：用掌心快速来回搓摩。

作用：温阳补气，祛除肺部的寒气。

频率：180~200 次 / 分钟；时长：2 分钟。

穴位定位：无名指的指面，由指根至指尖一线。

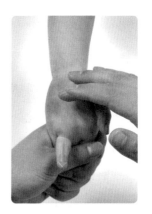

握手姿势：用一只手轻轻地把孩子的其他四指握在下面，以充分暴露无名指的肺经穴。

操作方式：用中指或无名指由孩子的指根推向指尖，操作时要轻巧柔快。

作用：清除肺部的邪气和异物。

搓膻中

频率：180~200 次 / 分钟；时长：1 分钟。

穴位定位：两个乳头连线的中点，正好位于胸骨柄上。

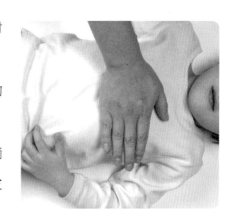

孩子姿势：站着、坐着或躺着都可以。天气暖和可以露出皮肤，天气较冷可以隔着衣服操作。

操作方式：用手掌心对准孩子的膻中穴，左右快速搓擦。

作用：温补肺气，赶走寒邪。

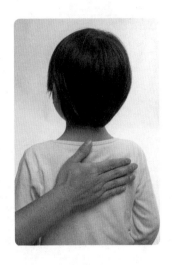

搓肺俞

频率：180次/分钟；时长：2分钟。

穴位定位：让孩子埋头，颈部即会突出一个高点，从此处向下数，数到第三脊椎骨，左右旁开1.5寸处即是。

孩子姿势：站着、坐着和躺着都可以。天气暖和可以露出皮肤，天气较冷可以隔着衣服操作。

操作方式：用手掌心在孩子后背两个肺俞穴之间快速搓摩。

作用：祛除肺和呼吸道中的异物和寒气。

风热咳嗽的推拿手法

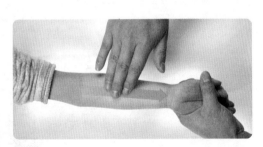

取天河

频率：200次/分钟；时长：2分钟。

穴位定位：手臂掌面由肘至腕一线。

握手姿势：用手握住孩子的手，手指不扣住腕横纹。

操作方式：用食中二指或者小鱼际轻快地由肘面推向腕面。注意不能只推手臂掌面的中线，一定要推得宽一点。

作用：补充津液，取水灭肺中的火。

清肺

频率：180~200 次 / 分钟；时长：1 分钟。

操作方法同"风寒咳嗽的推拿手法"中的"清肺"。

揉一窝风

频率：200 次 / 分钟；时长：1 分钟。

穴位定位：手腕背侧腕横纹中央凹陷处。

握手姿势：用手握住孩子手。

操作方式：用拇指的指腹按压到腕背横纹中点上，大面积地揉。

作用：祛除外邪。

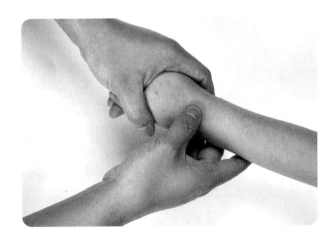

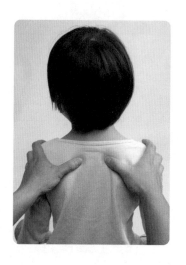

揉肺俞

频率：200 次 / 分钟；时长：1 分钟。

穴位定位：让孩子埋头，颈部会突出一个高点，从此处向下数，数到第三脊椎骨，左右旁开 1.5 寸处即是。

孩子姿势：站着、坐着或躺着都可以。天气暖和可以露出皮肤，天气较冷可以隔着衣服操作。

操作方式：用两个拇指同时按揉两个肺俞穴。揉肺俞穴的时候不必苛求位置精确，大概在那一块儿就可以了。揉的时候要以孩子耐受为度，不要太用力。

作用：增强肺的功能，祛除邪气。

痰湿咳嗽的推拿手法

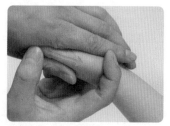

补脾

频率：200 次 / 分钟；时长：2 分钟。

穴位定位：拇指的桡侧缘，由指尖到指根一线。

握手姿势：用拇指和食指夹住孩子的拇指，充分暴露脾经穴。

操作方式：用拇指桡侧缘或者指腹，轻快地从拇指尖推至拇指根。

作用：补足孩子的脾气和肺气，截断痰源。

清肺

频率：200 次 / 分钟；时长：1 分钟。

操作方法同"风寒咳嗽的推拿手法"中的"清肺"。

揉丰隆

频率：200 次 / 分钟；时长：2 分钟。

穴位定位：小腿的外侧正中，外踝尖跟膝盖连线正中，也就是外踝尖上 8 寸。

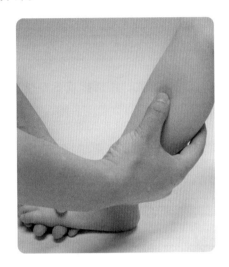

孩子姿势：坐着或者侧躺。

操作方式：一只手固定孩子的小腿，另一只手的拇指按揉丰隆穴。两条腿的丰隆穴都需要揉。

作用：帮助孩子化痰。

揉肺俞

操作频率、时长和方法同"风热咳嗽的推拿手法"中的"揉肺俞"。

气虚咳嗽的推拿手法

补肺

频率：200次/分钟；时长：2分钟。

穴位定位：无名指的指面，由指尖至指根一线。

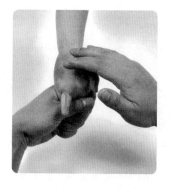

握手姿势：用一只手轻轻地把孩子的其他四指握在下面，以充分暴露无名指肺经穴。

操作方式：用拇指或者中指由孩子的指尖推向指根，操作时要轻巧柔快一点。

作用：补足孩子的肺气，增强抵抗力。

上推三关

频率：200次/分钟；时长：1分钟。

穴位定位：手掌桡侧缘，由腕至肘一线。

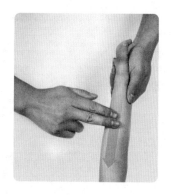

握手姿势：用手握住孩子的手腕，不能把家长的拇指扣在孩子的桡侧，这样会妨碍推拿操作。

操作方式：用食中二指快速由腕部推向肘部。

作用：大补孩子的元气。

补脾

操作频率、时长和方法同"痰湿咳嗽的推拿手法"中的"补脾"。

揉足三里

频率：180 次 / 分钟；
时长：2 分钟。

穴位定位：小腿外
侧，外膝眼下 3 寸（屈
膝时膝盖外侧的凹陷处
就是外膝眼）。

孩子姿势：采取舒

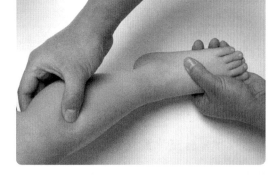

服的姿势，坐着、躺着都可以。

操作方式：用拇指按揉即可，顺时针逆时针均可。

作用：善补虚证，"常揉足三里，胜过老母鸡"。

揉肺俞

操作频率、时长和方法同"风热咳嗽的推拿手法"中的"揉肺俞"。

阴虚咳嗽的推拿手法

取天河

频率：200次/分钟；时长：2分钟。

穴位定位：手臂掌面由肘至腕一线。

握手姿势：用手握住孩子的手，手指不扣住腕横纹。

操作方式：用食中二指或者小鱼际轻快地由肘面推向腕面。不能只推手臂掌面的中线，一定要推得宽一点。

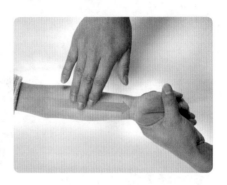

作用：补充津液，取水灭肺中的火。

补肾阴

频率：200次/分钟；时长：2分钟。

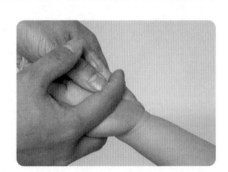

穴位定位：小指指面，由指尖至指根一线。

握手姿势：用手握住孩子其他手指，暴露小指。

操作方式：用拇指指腹轻快地由指尖推向指根。

作用：帮孩子补足津液，对抗热证和火证。

清肺

频率：200 次 / 分钟；时长：1 分钟。

操作方法同"风寒咳嗽的推拿手法"中的"清肺"。

揉涌泉

频率：180 次 / 分钟；时长：1 分钟。

穴位定位：脚心的正中，也就是脚心人字缝的正中。

孩子姿势：一般是孩子睡着以后操作。

操作方式：握住孩子的脚，用拇指点揉孩子的脚心。

作用：引气下行，让肺气恢复向下走的趋势。

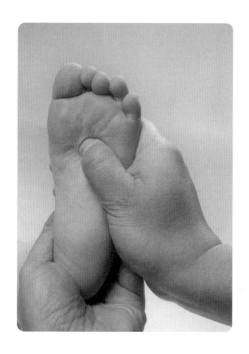

应对各种咳嗽

▶ 食疗小方

风寒咳嗽： 烤橘子、葱姜红糖水

烤橘子

食材：橘子 1 个。不要特别大，因为太大了孩子吃不完。

做法：将橘子用铁丝穿上放到火上烤。注意需用小火慢慢烤，不然容易烤煳。等橘子烤至表面微焦以后，再放置一段时间，等温度降一点再掰开给孩子吃橘肉。

原理：很多家长都知道咳嗽期间是不能吃橘子的。风寒咳嗽之所以可以吃，一是因为烤后橘子变成热性的了，热能胜寒；另外橘皮，也就是通常所说的橘红，烤过之后它的药性一部分渗入了果肉里，它是专门止咳的。

葱姜红糖水

食材：葱白 20 克左右，老姜 10 克，1 勺红糖，1 瓣橘皮。

做法：将食材一起放到锅里加水熬煮 10 分钟，给孩子喝熬好的水就可以了。

原理：葱能散肺寒，姜能散脾胃之寒，红糖入心属火，利于驱寒，橘皮止咳。四物相配，驱寒止咳相得益彰。

风热咳嗽：罗汉果桑叶泡水、川贝冰糖炖雪梨

罗汉果桑叶泡水

食材：罗汉果、桑叶适量。

做法：用罗汉果和桑叶泡水给孩子饮用。

原理：罗汉果和桑叶都有清热润肺的作用。

川贝冰糖炖雪梨

食材：梨 1 个，冰糖 2~3 粒，川贝 5~6 粒。

做法：取 1 个梨，把梨从靠柄部横断切开，挖去中间核后放入冰糖 2~3 粒，川贝 5~6 粒（川贝要敲碎成末），把梨对拼好后放入碗里，上锅蒸 30 分钟左右即可，分两次给孩子吃。

原理：梨能润肺，冰糖具有止咳化痰、祛烦消渴的功效，川贝能润肺化痰，善治肺热。三物结合，去热止咳功效强大。

痰湿咳嗽：白萝卜煮水

食材：白萝卜半个。

做法：白萝卜切片或块，放入锅中加水煮，开锅后转成小火，熬制半小时，出锅后可以加适当蜂蜜，温服。

原理：萝卜能下气、消食，帮助孩子的身体化痰。

气虚咳嗽：杏仁粳米粥

食材：粳米适量，杏仁 5~10 克，山药。

做法：按照平时煮粥的量加粳米，再加 5~10 克杏仁以及几片山药进去一起熬。

原理：山药补脾益气，杏仁顺肺气。杏仁粳米粥对补气有一定的作用。

阴虚咳嗽：银耳百合粥

食材：百合、银耳各 10 克，大米 40 克。

做法：银耳、百合分别泡水，发好，洗净；大米淘洗干净后，加水煮粥。然后将发好的银耳撕成小块，与百合一起放入粥中。继续熬煮，待银耳和百合都有些煮化即可。

原理：银耳和百合都具有滋阴润肺之功效，善补肺阴，肺阴充足，咳嗽立止。

孩子咳嗽期间应该如何养护呢?

首先,一定要减少孩子的运动。可能很多家长都会发现一个问题,就是咳嗽期间如果孩子一蹦一跳地玩嗨了,或是运动过于激烈了,咳嗽一定会加重。

因为咳嗽的时候孩子本身身体能量就不够,运动过度消耗的能量就更多,这样用来抵抗邪气的能量就不足,咳嗽也就会加重。所以在临床上医生会嘱咐家长,禁止咳嗽的孩子蹦跳过度。

其次,在饮食上还要注意以下四点:

第一,不要给孩子吃太多肉类,无论是猪肉、牛肉还是鸡肉都要少吃。

第二,少给孩子吃高热量的食物,比如糖、巧克力一类的。

第三,少给孩子吃各种具有发性的食物,比如海产品之类的。

第四,要注意减少孩子水果的摄入量。

关于限制孩子吃水果这一点,很多家长不太理解,认为吃水果是可以减轻咳嗽症状的,殊不知,很多时候孩子咳嗽加重了就是因为吃了太多寒凉的水果。

所以,除非家长能明确判断孩子是阴虚咳嗽(体内比较燥,缺乏津液的滋润)或热咳,否则都不建议孩子咳嗽期间吃过多水果。其实最好的做法是咳嗽期间停止给孩子吃水果。等孩子咳嗽好完全以后,再适当给孩子添加水果就可以了。

因为冬季咳嗽比较高发，而且孩子的咳嗽是以风寒咳嗽为主，所以防寒保暖要放到第一位，尽量别让冷风吹到孩子的前胸后背。这时候可以给孩子穿一件小马甲，既不影响孩子的活动，又能防止孩子受寒咳嗽。

最后要提醒家长的是，如果孩子出现持续性的不间断的咳嗽，甚至伴有发烧、呕吐等症状，建议家长及时带着孩子去医院就诊，以免耽误病情。

第四章

积食

积食的危害
有多大?

为什么会积食?

如何区分积食实证
和积食虚证?

……

掌握推拿
手法,脾胃
不再受伤

在平时的生活中，家长稍不注意，就可能让孩子吃过多难消化的食物，比如奶油蛋糕、水果，或者肥甘厚腻之品。因为小孩子的脾胃发育还不太完善，这样一来，孩子往往就会形成积食。并且，很多家长觉得孩子积食算不上大毛病，就容易忽视，还是给孩子吃难消化的食物，这样积食就会反复拖拉，进而导致更严重的后果。

脾胃派大家李东垣就有言，"人之百病皆由脾胃衰而生"。所以，对于孩子的脾胃问题、积食问题，家长一定要引起重视。

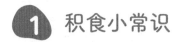

1 积食小常识

什么是积食

积食，主要是指小儿饮食过多停聚胃肠道，导致脾胃功能受损、无力消化而形成的一种脾胃病。简单来说，小孩子的积食问题就是吃出来的，吃了的食物消化、吸收不了，就会变成没用的垃圾堆积在孩子的肠胃里面。

积食的小孩通常的表现是，大便酸臭，嘴里也有股酸腐味，舌苔厚，肚子总是胀鼓鼓的，晚上睡不安稳，也不怎么爱吃饭，等等。其实，这些症状就是因为消化不了的食物残渣堆积在胃肠道里面发酵后产生的。你想，冬天的时候把树叶堆起来，或者在封闭潮湿的环境里堆柴火，过几天去扒开，就会有湿热产生，如果是垃圾，就会有臭味。同样道理，食物在胃肠道里面发酵也会产生气体，有臭味，有残渣。

积食的危害

积食的孩子，短期内可能出现发烧、咳嗽、疱疹性咽峡炎、支气管炎、扁桃体化脓，甚至肺炎等。因为堵在胃肠道的食物垃圾会产生热，这些热的邪气向上熏蒸，在人体不同的部位聚集，就可能引起相应症状和疾病。

而如果是长期的积食，孩子可能会出现生长发育迟缓，体弱多病的情况。因为这时候，脾胃已经遭到了损伤，消化食物、吸收营养的能力就相应降低了。也就是说，人体没有充分的营养供给，气血生化不足，正气不足，就会出现生长发育迟缓、体弱多病的情况。

② 积食实证：润润肠，清清热

积食实证的原因和判断要点

积食实证。先来理解这个实，它可以简单理解为，病邪亢胜，并且人体的正气也相对足，这时候正邪斗争就比较激烈。所以，实证的积食通常是突然一顿两顿给孩子吃太多食物了，或者孩子感冒、发烧病刚好，胃气还没有完全恢复，家长就想给孩子补一补，这一补就出问题了，也容易导致实证的积食。

积食实证的正邪斗争是比较激烈的，就容易产生大量的热邪。那么孩子就容易出现很多热的症状，比如舌头和嘴唇都偏红，舌苔很厚，嗓子也容易发干，有的孩子呼出的气都是热乎乎的，鼻腔容易出现干、涩，甚至痛的表现。另外，孩子的肚子里会出现多气和臭的症状，比如肚子胀鼓鼓的，甚至按压的时候会疼痛，口气和大便都是酸臭的。这时候孩子因为肚子里食物垃圾太多了，也不怎么想吃饭。很多孩子会伴有腹泻或呕吐的症状，这是因为身体自己想把垃圾排出去，就会找到上下的出口来解决问题。

处理思路：润润肠，清清热

如果判断孩子是积食实证，处理的方式，用中医专业术语来讲，就是消食导滞与运脾和中。通俗一点来讲，也就是帮助孩子润润胃肠道，再清清体内的热。滋润孩子的胃肠道，就是为了尽快将堆积在胃肠道的垃圾清除出去。这个是治本的过程，因为只要垃圾清除出去了，就不会再产生热、气、臭了。另外，也还要帮助孩子清清热，这样孩子肠胃功能能够更快地恢复。

③ 积食虚证：温暖孩子中焦

∕ 积食虚证的原因和判断要点

我们知道，有实就有虚，实和虚是一组相对应的概念。积食虚证的这个虚主要指脾胃的功能降低，人体的正气不足，抵抗邪气的能力也就相对较弱。通常情况下，是长期喂养不当，或者孩子反复积食拖拉导致的。也可能是因为孩子本来就先天禀赋不足，后天又经常喂养不当，或者经常生病导致脾胃受损，动力不足。

积食虚证的主要表现是面色没有什么光泽，容易少气懒言，孩子看起来总是一副无精打采的样子。舌质偏淡，舌苔也是偏白偏厚的，这是因为这时候孩子身体的正气相对不足。另外，积食虚证的孩子因为动力不足，吃了饭以后，就容易肚子发胀，但是这种胀，按揉一下孩子会觉得挺舒服的，因为按压的动作是在帮助胃肠道排空食物。同时，也因为动力不足，脾胃很虚弱，食物往往消化不完全，喝奶的孩子大便里可能出现奶瓣，而已经可以吃饭的孩子，他的大便里也会伴有没有消化的食物。

🍃 积食虚证的处理：温暖中焦

既然积食虚证的孩子往往胃肠道的动力不足，那就要补足胃肠道的动力。怎么补呢？就是健脾益气、助运消食，通俗来讲，也就是要温暖孩子的胃肠道。这就好像我们一般冬天的时候都缩手缩脚的，不怎么想动，但是如果像夏天一样温暖呢？或者出一个大太阳，那我们就都愿意去室外走动走动了。温暖孩子中焦的胃肠道，道理其实也是一样的，中焦温暖了，整个身体的气血就能流动起来了，也就会有动力排出积攒在胃肠道的垃圾了。

每天推一推，让脾胃不再受伤

积食实证的推拿手法

取天河

频率：150~200 次 / 分钟；时长：3 分钟。

穴位定位：手臂掌面，由肘横纹中点至腕横纹中点一线。

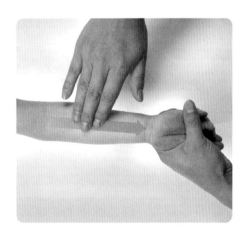

握手姿势：用手握住孩子的手，手指不扣住腕横纹。

操作方式：用食中二指轻快地由肘推向腕。推的时候要轻柔平稳，节奏一致，不要一会儿快一会儿慢。

作用：补充津液，滋养脾胃，清除胃肠道的热。

清脾胃

频率：150~200 次 / 分钟；时长：5 分钟。

穴位定位：大鱼际桡侧缘，腕横纹到拇指尖一线。

握手姿势：用拇指和食指夹住孩子的拇指，充分暴露脾经穴和胃经穴。

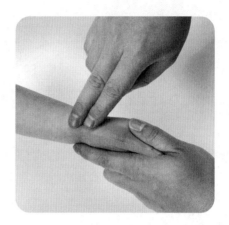

操作方式：用食中二指轻快地由腕横纹推向拇指尖。

作用：清除孩子脾胃的积热。

清大肠

频率：150~200 次 / 分钟；时长：3 分钟。

穴位定位：食指桡侧缘，由虎口到指尖一线。

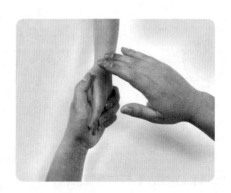

握手姿势：握住孩子的手或者用拇指和食指夹住孩子的食指，充分暴露大肠经穴。

操作方式：用食中二指轻快地从虎口推向指尖。

作用：清除大肠的积热，帮助孩子排便泻热。

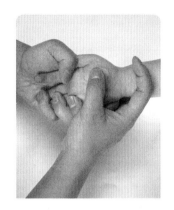

揉板门

频率：150~200次/分钟；时长：3分钟。

穴位定位：拇指指根下凹陷处，大鱼际的中点。

握手姿势：用一只手轻轻捏住孩子的手掌，充分暴露板门穴。

操作方式：用拇指顺时针、逆时针揉均可，并保持力度适中。

作用：帮助孩子消除积食。

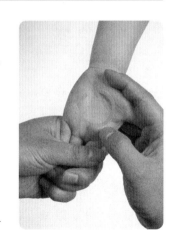

逆运内八卦

频率：150~200次/分钟；时长：5分钟。

穴位定位：手掌面，以掌心为圆心，以掌心至中指指根横纹长度的2/3为半径，画一圆环，内八卦穴即在此圆环上。

握手姿势：用一只手握住孩子手指，或者轻轻托住孩子的手掌，充分暴露内八卦穴。

操作方式：用拇指逆时针，也就是从大鱼际朝向小鱼际的方向画圈。

作用：帮助孩子消除宿食。

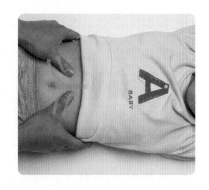

分腹阴阳

次数：20次。

穴位定位：腹部，从中脘到肚脐是主干，沿着肋骨边缘像八字一样从主干朝两边分推开。

孩子姿势：孩子躺在床上，露出腹部，冬天可以隔一层衣服来操作。

操作方式：用两个拇指，沿着中脘到肚脐这条主干朝两边画八字。

作用：调畅气机，帮助孩子消除积食。

顺时针揉腹

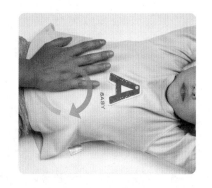

次数：50次。

穴位定位：腹部，以肚脐为中心的圆形区域。

孩子姿势：孩子躺在床上，露出腹部，冬天可以隔一层衣服来操作。

操作方式：以掌根的小鱼际为着力点，以肚脐为中心，顺时针按揉。推升结肠位置（腹部右侧）的时候力量轻一点，然后逐渐加重，到了降结肠位置（腹部左侧）的时候力量稍稍沉重一点。

作用：促进大肠蠕动，增加排便。

次数：20~30次。

穴位定位：腹部正中，从中脘到肚脐一线。

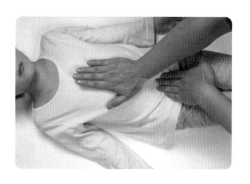

孩子姿势：孩子躺在床上，露出腹部，冬天可以隔一层衣服来操作。

操作方式：用双手手指，主要是中指，交替从孩子的中脘推向肚脐。

作用：疏通食物残渣，消除积食。

下捏脊

次数：7次。

穴位定位：脊柱的督脉，脊柱左右旁开1.5寸，从大椎到长强（肛门上3~5厘米）的这一块区域。

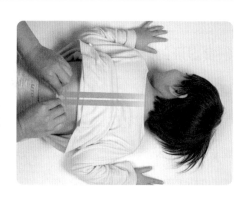

孩子姿势：俯卧在床上，露出背部。

操作方式：用双手拇指和食指，向上捏起皮肤，同时向前捻动。两手交替进行，就像走路迈步子一样，沿着脊柱两侧从大椎捏向长强。

作用：滋养脾胃，清除脾胃中的积热。

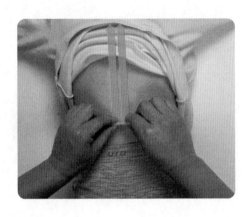

次数：1~2次。

穴位定位：脊柱的督脉，脊柱左右旁开1.5寸，从长强到大椎。

孩子姿势：俯卧在床上，露出背部。

操作方式：用双手拇指和食指向上捏起皮肤，交替向前捻动两下，然后再向上提一下，这样循环下去，沿着脊柱从长强捏向大椎。

作用：调畅气机，消食进食。

积食虚证的推拿手法

补脾

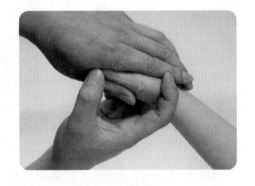

频率：150~200次/分钟；时长：5分钟。

穴位定位：拇指的桡侧缘，由指尖到指根一线。

握手姿势：用拇指和食指夹住孩子的拇指，充分暴露脾经穴。

操作方式：用拇指桡侧缘，轻快而平稳地从拇指尖推至拇指根。

作用：补足孩子的脾气。

揉板门

操作频率、时长和方法同"积食实证的推拿手法"中的"揉板门"。

搓四横纹

频率：150~200 次 / 分钟；时长：2 分钟。

穴位定位：手掌和手指相连接的一条线
上，也就是食指、中指、无名指、小指掌指关
节屈侧的横纹处。

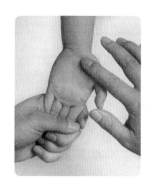

握手姿势：用一只手轻轻握住孩子的四根
手指，充分暴露四横纹。

操作方式：用拇指的桡侧缘或者指腹，来回搓孩子的四横纹，搓
到孩子手下有一种温温热热的感觉。

作用：调和脾胃，帮助孩子消除积食。

顺运内八卦

频率：150~200 次 / 分钟；时长：5 分钟。

穴位定位：手掌面，以掌心为圆心，以圆
心至中指指根横纹长度的 2/3 为半径，画一圆
环，八卦穴即在此圆环上。

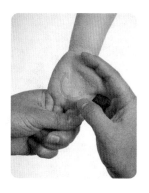

握手姿势：用一只手握住孩子手指，或者
轻轻托住孩子的手掌，充分暴露内八卦穴。

操作方式：用拇指沿顺时针，也就是从小鱼际朝向大鱼际的方向画圈。

作用：帮助孩子调和五脏。

分腹阴阳

操作次数：30 次。

操作方法同"积食实证的推拿手法"中的"分腹阴阳"。

顺时针揉腹

操作次数和操作方法同"积食实证的推拿手法"中的"顺时针揉腹"。

下推任脉

操作频率和操作方法同"积食实证的推拿手法"中的"下推任脉"。

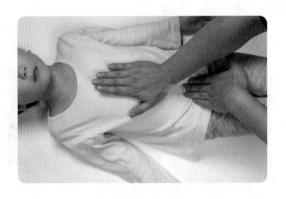

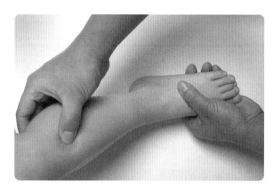

揉足三里

时长：3 分钟。

穴位定位：小腿外侧，外膝眼下 3 寸（屈膝时膝盖外侧的凹陷处就是外膝眼）。

孩子姿势：采取舒服的姿势，坐着、躺着都可以。

操作方式：用拇指按揉即可，顺时针逆时针均可。

作用：健脾益气。

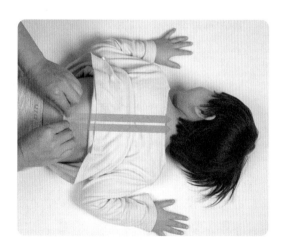

上捏脊

次数：7 次。

穴位定位：脊柱的督脉，脊柱左右旁开 1.5 寸，从长强到大椎的这一块区域。

孩子姿势：俯卧在床上，露出背部。

操作方式：用双手拇指和食指，向上捏起皮肤，同时向前捻动。两手交替进行，就像走路迈步子一样，沿着脊柱两侧从长强捏向大椎。

作用：滋养脾胃，清除脾胃中的积热。

提脊

操作次数和方法同"积食实证的推拿手法"中的"提脊"。

工字形搓背

时长：4~6分钟。

穴位定位：左右两侧脾胃俞的连线和左右两侧肺俞的连线，再加上脊柱的督脉，连起来就是一个"工"字。

孩子姿势：俯卧在床上，露出背部，也可以隔着一层衣服搓。

操作方式：用手掌，先来回搓脾胃俞，再来回搓肺俞，最后来回搓脊柱的督脉。

作用：温补脾胃，补虚。

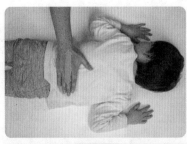
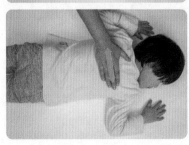
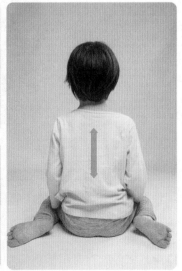

改善积食

▶ 改善积食食疗小方

积食实证：焦三仙 + 炒鸡内金熬水

食材：炒山楂、炒麦芽、炒神曲和炒鸡内金，或者大米适量。

方法：取适量炒山楂、炒麦芽、炒神曲和炒鸡内金煮水喝，或者用煮好的水熬粥喝，每天 2 次。

原理：炒山楂主要是消肉食，炒麦芽和炒神曲主要是消面食，再加上炒鸡内金粉具有消瘀化积的作用，适合虚实型积食。

积食虚证：焦米汤水、炒鸡内金蛋羹或者熬炒鸡内金粥

焦米汤水

食材：糙米 30 克左右。

方法：把糙米炒至焦黄后放水熬粥，可以多放一些水，给孩子喝米汤，每次喝 30~60 毫升，每天分 3 次食用。

原理：焦米具有健脾祛湿、开胃止泻的作用，对孩子积食导致的腹泻有效。

炒鸡内金蛋羹或者炒鸡内金粥

食材：鸡内金 1~2 克，鸡蛋 1~2 个。

方法：将鸡内金小火炒焦，打粉后备用，每当给孩子蒸蛋羹或熬粥时加 1~2 克。

服用：鸡内金有化瘀消积的作用，适合虚证积食。

▶ 辅助养护

积食孩子的养护，最重要的是注意孩子的喂养。首先，要根据孩子当下的体质情况决定食物的搭配，这里推荐一个最佳的饮食配比，就是以五谷杂粮为主，以鱼肉、蛋、奶、蔬菜、水果等辅食为辅，而辅食中又以 80% 的蔬菜水果、20% 的鱼肉蛋奶为佳。

因为孩子是纯阳之体，如果吃了过量的高脂肪、高能量的食物，就容易导致内热加重，然后消耗掉津液或者气血，就可能会出现一些慢性的症状，比如，便秘，反复的咳嗽，腹胀和腹痛，等等。所以，尽量不要过度喂养孩子，不要去诓孩子吃饭，这样很可能会不知不觉中就让孩子吃得太多。其次，当孩子出现积食的苗头以后，要及时地调整饮食，及时地控制孩子的进食量，减少食物的品种，尽量以单一的、清淡易消化的食物为主。

最后，在护理和喂养孩子时，一定要注意，晚上睡觉之前一般不建议给孩子吃任何东西。尤其是现在，家长都怕孩子营养跟不上，常会让孩子睡前喝牛奶，这种做法其实是有问题的。因为脾胃也像我们人一样，白天累了一整天，晚上也是需要休息的，如果让孩子睡前喝牛奶或是吃东西，那么脾胃不但得不到休息，反而要去不停地工作，久而久之，脾胃也就会消极怠工，孩子就可能出现晚上睡不好觉，甚至哭闹、烦躁、踢被子等问题。

有句俗语，"不吃压床饭，不喝压床奶"，这其实是很好的生活智慧。

便秘的
误区

第五章

便秘

真便秘还是假便秘?

如何区分实热便秘
和脾虚便秘?

......

掌握推拿
手法,每天
都有香蕉便

便秘也是孩子较常见的情况。去年夏天，我就收治了这样一个小孩。孩子刚满 4 岁，便秘却已差不多 3 年，想了很多办法，便秘都没有彻底调理好。刚来的时候，孩子大便发干，不爱吃饭，长得很瘦很小，身高体重都不达标。而且头发看起来没有光泽，睡觉的时候还经常磨牙。

做推拿的前 5 天，孩子的变化并不明显。家长反馈说孩子就是晚上睡觉时磨牙减少了，吃饭也要好那么一点，脸色看起来也要稍好一点，不过排便还是没什么明显变化。但是，当推拿坚持到 10 天的时候，孩子就开始排正常的大便了。

其实，这时候只是症状有所缓解，推拿还不能停止，因为孩子已经是个便秘老病号了，要彻底调理好，相对来说时间就比较长一点。最终我大概推了 3 个疗程，也就是 21 天，才把孩子的便秘彻底调理好。

所以，家长在给孩子调理便秘的时候，记得一定要把心态沉下来，因为便秘本身就是个慢性问题，越是时间久的问题调理起来见效就会越慢。所以，不要因为做了几天没有看到效果就放弃，也不要刚看到一点效果就收手，至少坚持 15 天。

1 便秘小常识

什么是便秘

便秘是什么呢？按照教科书的定义，是指由于大肠传导功能失常导致的以大便排出困难，排便时间或排便间隔时间延长为特征的一种大肠病证。通常的理解就是孩子排便困难，或者排出来的大便很干很干，甚至像羊屎蛋一样一个球一个球的。如果便秘很严重的话，有的孩子都不敢排便了，因为会很疼。

真便秘和假便秘

生活当中，我们会碰到两种便秘，一种是真便秘，一种是假便秘。这两种便秘如何区分呢？

如果是纯母乳喂养的孩子，他排便间隔的时间可能比较长，有时候甚至长达 20 多天。其实，这并不是真的便秘了，而是"攒肚"的现象。因为吃母乳的孩子，产生的大便残渣会比较少，所以他很长时间都没有便意，也就不会排便了。

而真便秘的情况，通常是孩子排便困难，大便较干。或者有时候排便前半段比较干，呈一球一球的羊屎蛋状，而后半段的大便却是正常的，或者更偏稀一点。其实，这发干的大便很可能是上次没有完全排出来的，待在肠道太久了，里面的水分被反复吸收，最后变干了。当然，大便没有排干净，也很可能是孩子自己贪玩不想排了，也有可能是脾胃虚弱，没有使劲排干净。

家长需要明白的是，孩子攒肚只是一个习惯问题，无须治疗，真便秘这种情况才是需要治疗调理的。

便秘的误区

很多家长喜欢用开塞露给便秘的孩子通便，因为通便效果确实挺好的。但是呢，开塞露长时间使用后会形成依赖性，也就是说，你给孩子用的时候，他就拉大便；一旦不用了，孩子又不拉大便了。所以，开塞露偶尔用一次还可以，但是不能长期使用。

也有的家长可能知道《伤寒论》中记载了一个通便良方，叫蜜煎导。就是把蜂蜜放在锅里熬，熬好了之后，把蜂蜜搓成条。使用前，先是把蜜煎导放在温水里泡一下，等它的表面融化了，再塞入孩子的肛门。这样就比较顺滑，也有很好的通便效果。但是，蜜煎导长期使用，也可能出现依赖性，所以只适合便秘救急的时候偶尔用一用。

另外，也有吃益生菌缓解便秘的说法。有的家长会发现，自己的孩子吃了益生菌，是有通便效果的，但是另一些家长又说吃了很长时间也没有效果。其实这是因为孩子便秘的原因不同，如果是肠道益生菌缺乏引起的，比如孩子吃太多高蛋白食物导致益生菌消耗过多，那么适量补充益生菌，可能就会有一定的效果，如果是其他原因导致的便秘，那么可能就没什么效果。但是要注意，益生菌不要长期服用，一般建议每天一袋，最多连续服用一周就可以了。

还有就是吃水果缓解便秘的问题。有的孩子便秘了吃香蕉、火龙果就很管用，但是另一些孩子则是吃就拉，不吃就不拉，简直离不了了。还有的孩子吃了香蕉、火龙果也不太拉。这可能是长期食用这类水果造成了依赖性，也可能孩子是脾胃虚弱导致的便秘，这种方式就不管用了。所以，偶尔吃香蕉是可以通便的，但也不能长期依靠香蕉。如果要给孩子吃香蕉来通便，建议把香蕉带着皮放在锅里蒸，水开后再蒸 10 分钟左右，等放凉一点就可以给孩子吃了。

② 实热便秘：给孩子润肠通便

🍃 实热便秘的原因和判断要点

实热便秘，从字面上来理解就是，孩子身体里面的正气比较足，所以正邪斗争相对来说比较激烈一点。通常就是孩子身体素质完全正常，抵抗能力也比较强，便秘是由于偶尔饮食不当或者内热过重导致的。

具体来说，饮食不当导致的便秘，原因之一是孩子饮食过于精细，食物里面的膳食纤维含量比较少，就容易导致便秘。为什么呢？打个比方，就好像是加了秸秆的耕地，土质会蓬松一点一样，含有膳食纤维的大便也会蓬松一点、软一点，从而更容易排出体外。反过来说，如果孩子吃的食物里面膳食纤维太少，那么大便就容易发干，不容易排出。

另外，如果孩子吃的食物过于油腻、蛋白质含量过高，也容易打破身体里面菌群的平衡，尤其会对益生菌造成破坏。因为油腻和高蛋白质含量的食物很难消化，益生菌在去帮助消化这类食物的时候损耗也就会比较多，也就容易导致孩子大便发干。

内热过重，可以理解为孩子的身体火气比较旺。那这个火是从哪里来的呢？第一，吃的食物过多，导致积食，多余的食物就会在体内发酵，产生很多热量，这个热量就是我们说的火。第二，吃油大的食物也会导致上火，火上浇油就是形容这种情况的。如果给孩子吃过于油腻的食物，它们就容易在肠道里发酵，从而产生很多热量，导致体内的火气过盛。第三，是情志化火，比如很多小孩，去上幼儿园后，或者父母生了老二后，他就可能出现情绪不稳定的情况，总把不舒服的感受郁结在身体里，也可能导致身体的火气比较旺。

对实性便秘的判断，中医上有个讲究，叫新病多实，也就是说如果孩子是突然出现便秘，一般都是实性的。比如，平时孩子大便都是正常的，最近突然出现便秘了，而且是在 10 天以内发生的，一般都考虑是实秘。

✍ **处理思路：润肠通便**

如果判断孩子是实热便秘，处理的方式，就是给孩子润肠通便。因为这时候，孩子一方面是身体的正气比较足，另一方面是身体里没用的东西比较多，激烈的正邪斗争就会产生大量的热。那么就可以帮助孩子把食物残渣等没用的东西排出体外，并且同时给孩子补充津液，来灭掉身体里面的火。

③ 脾虚便秘：让孩子的肠胃运转起来

中医有一句话叫"十秘九虚"，也就是说基本上十个便秘的孩子里面就有九个脾虚的，或者也可以说，小孩便秘，绝大多数情况都是脾虚的便秘。

✍ **脾虚便秘的原因和判断要点**

脾虚便秘，就是因为孩子脾胃的功能比较弱，对食物的消化吸收能力比较差，以至于食物在胃肠道里不能被充分地消化，而出现了排便的困难。

为什么消化吸收能力降低，就容易出现排便困难呢？原因有两点：

第一，脾虚后，对食物的挤压速度就会减慢，那么食物从上往下蠕动的速度也就相应减慢了。这时候食物就会在消化道里面待更长时间，里面的水分就会被反复吸收，大便就会越来越干。第二，孩子脾胃虚弱的话，对食物的需求量比较少，也就意味着产生的残渣也会比较少，孩子就不会有便意。所以，很可能他要 2~3 天才排一次便。

中医上对虚性的便秘有一个描述，就是久病多虚。也就是说，如果孩子便秘的时间比较久了，一般指超过 10 天了，或者经常反复出现便秘，比如一个月出现两次或三次便秘，这种就叫虚秘。

处理思路：让肠胃运转起来

如果判断孩子是脾虚便秘，那么关键的处理方式就是，调理好孩子虚弱的脾胃，因为只有脾胃功能都正常了，那么它对食物的消化和吸收才会正常，食物在胃肠道待的时间也会回归正常。

学会推拿手法，孩子每天都有香蕉便

脾胃派小儿推拿，在调理孩子的便秘的时候，主要是从调理脾胃入手，既能够滋润肠道帮助通便，也能够调理好脾胃，恢复脾胃的功能，只用一套手法，就能够很好地调理孩子的实热便秘和脾虚便秘。

补脾

频率：80~100 次 / 分钟；时长：3 分钟。

穴位定位：拇指的桡侧缘，由指尖朝向指根的第一指关节。

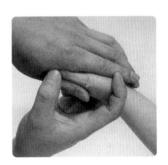

握手姿势：用拇指和食指夹住孩子的拇指，充分暴露脾经穴。

操作方式：用拇指轻快而平稳地从拇指尖朝向拇指根推。推的时候，可以推得远一点，推过拇指根也没关系。

作用：补足孩子的脾气。

清大肠

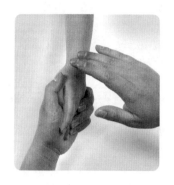

频率：80~100 次 / 分钟；时长：2 分钟。

穴位定位：食指桡侧缘，由虎口到指尖一线。

握手姿势：握住孩子的手或者用拇指和食指夹住孩子的食指，充分暴露大肠经穴。

操作方式：用中指和无名指的指腹，轻快地从指根推向指尖。

作用：清除大肠的积热，帮助孩子排便泻热。

清天河

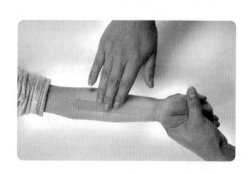

频 率：80~100 次 / 分 钟；时长：3 分钟。

穴位定位：手臂的掌面，由腕横纹中点至肘横纹中点一线。

握手姿势：用手握住孩子的手，手指不扣住腕横纹。

操作方式：用中指和无名指的指腹，力度和速度保持均匀地由腕横纹中点推至肘横纹中点。

作用：助升阳气，帮助孩子退热。

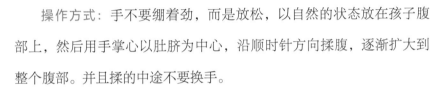

太极摩腹

频率：60次/分钟；时长：5~15分钟。

定位：整个腹部。

孩子姿势：最好是平躺，为避免着凉，一般不要求把肚子露出来。

操作方式：手不要绷着劲，而是放松，以自然的状态放在孩子腹部上，然后用手掌心以肚脐为中心，沿顺时针方向揉腹，逐渐扩大到整个腹部。并且揉的中途不要换手。

作用：加强胃肠道蠕动，行气、补脾、和胃。

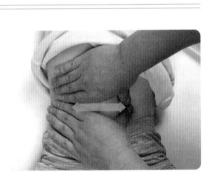

推波助澜

频率：5~15次/分钟；时长：5~10分钟。

穴位定位：整个腹部。

孩子姿势：最好是平躺，为避免着凉，一般不要求把肚子露出来。

操作方式：四指并拢，充分张开虎口，双手虎口相对，平放到孩子的腹部。先朝向外侧推出去，然后再微微勾起四指带回来。注意着力点在手指上，用力要轻柔。一来一回算一次操作。

作用：促进肠道蠕动，调整腹部气机。

时长：2分钟，每侧穴位各1分钟。

穴位定位：肚脐左右两侧，2寸处为天枢穴，3寸处为通便穴。

孩子姿势：最好是平躺，为避免着凉，一般不要求把肚子露出来。

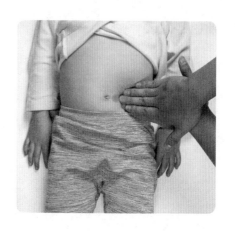

操作方式：食指、中指和无名指并拢，同时平压在孩子一侧的天枢和通便穴位上，另一只手指叠加在按压的手指上，适当地缓慢地加大力度向下按压，但不要超过孩子的承受力。每侧穴位按压1分钟左右。

作用：帮助孩子排宿便。

次数：3次。

穴位定位：胸部和腹部正中线为主干，沿着肋弓的方向为支干的部位。

孩子姿势：最好是平躺，为避免着凉，一般不要求把肚子露出来。

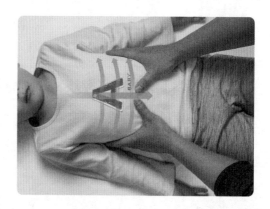

操作方式：双手的掌面贴合在孩子的胸部两侧，通过胳膊发力，双手交替搓动孩子身体，从胸部沿着肋弓搓至腹部，并在腹部搓 8 秒左右。一共做 3 遍。注意速度不宜太快，双手放松一点，力度也轻一点。

作用：帮助孩子畅通全身的气血。

跟便秘说拜拜

▶ 食疗小方

实热便秘：猪油拌饭

食材：猪油、蒸好的大米饭、盐、胡萝卜和酱油适量。

做法：

第一步，把胡萝卜洗净切丁，当然，也可以按照喜好用其他食材，比如葱花、豆角、豌豆等；

第二步，猪油下锅化开烧热，下胡萝卜丁炒熟后起锅；

第三步，把盐、酱油和炒过的胡萝卜丁倒入饭里拌匀后食用。

脾胃不太好的孩子，米饭可以蒸得软一点。猪油的香配上大米的甘甜，简直是绝配，吃进去感觉脾胃被伺候得妥妥当当的。如果再给孩子配上一碗番茄蛋汤或者杂锦蔬菜汤，就更完美了。

原理：可以滋润肠道，促进排便功能。

脾虚便秘：芝麻水

食材：黑芝麻、白芝麻各 100 克。

做法：将芝麻炒熟，碾碎，每次吃饭的时候与主食混合，或与水混合食用。

原理：芝麻有健脾、益气、润肠的作用。

▶ 辅助养护

对于便秘的孩子，平时生活中饮食上的调理也是一个非常重要的方面。比如，如果是吃太多高蛋白或者油腻的食物引起的便秘，那么肉类食物就要适当少吃一点，同时增加孩子蔬菜和粗粮的摄入，以便增加膳食纤维，帮助孩子排便。

通常来说，富含膳食纤维的食物多是根茎类和叶类蔬菜，比如白菜、芹菜，还有粗粮，所以要鼓励孩子多吃蔬菜和粗粮。

也有的家长可能会发现，自己的孩子不太爱吃蔬菜，只爱吃些粗粮或者肉类、蛋类的食物。为什么呢？因为很多小孩的牙齿间会有个缝，蔬菜需要咀嚼很多下，又很容易塞牙，所以普遍来说，孩子对蔬菜的需求或者喜爱程度是偏低的。这时候，家长可以用破壁机把蔬菜打碎以后给孩子喝，这样膳食纤维不会被破坏，也就有助于促进孩子排便。

如果孩子是体内火气太旺了，那么一方面是要借水来灭火，体内水分多了，孩子排便自然会变得更加容易。所以要鼓励便秘的孩子适当多喝点水，多吃蔬菜和粗粮。另一方面，就是要保持心情舒畅，因为情志化火也是很常见的现象。有时孩子觉得自己缺少关爱了，情绪起伏就比较大，这时候家长要多把注意力放在孩子身上，多陪伴陪伴孩子。

　　最后，还有一种先天缺陷造成的便秘，主要包括三类：先天性巨结肠病、先天性脊柱裂和先天性肛门狭窄。这些疾病都说明孩子先天脾胃消化系统就存在问题，对此推拿的作用是有限的，还需要去医院确诊和做治疗。判断的要点是，如果孩子的便秘经过连续推拿两周都没有明显的缓解，那就要考虑是不是先天问题引起的了。这时候一定要带着孩子去医院。

第六章

腹泻

为什么会腹泻?

腹泻怎么治?

如何区分积食性腹泻和脾虚性腹泻?

......

掌握推拿手法,远离腹泻

腹泻，确实是一个令人头疼的问题。很多家长都担心，如果处理不当，可能导致孩子脱水。其实，腹泻也是身体的一种自我保护手段，它是在试图把聚集在身体里的垃圾排出体外，以便让身体恢复到原来的状态。

1 腹泻小常识

什么是腹泻

虽然孩子腹泻是很常见的，但还有很多家长对腹泻的认识是不太清楚的。有的家长看到孩子偶尔大便变稀了，就觉得是腹泻。又或者看到孩子一天拉了 2~3 次，就认为是腹泻了。其实，临床上对腹泻的界定是有严格标准的。一般来说，腹泻有两大特征：第一，腹泻的时候排出的是水样大便，而且不太受控制，会有随时想排便的感觉；第二，每天腹泻的次数超过 3 次，或者更多次。

🐾 应对腹泻的误区

孩子腹泻的时候，很多家长会陷入这样一些误区。比如，有的孩子只是轻微腹泻，父母就因为焦虑而去给孩子过度的干预，或者自己去买一些药来给孩子吃，这样很可能会耽误孩子的病情，加重孩子的负担。其实，这时候应该用心陪伴孩子，消除孩子紧张、害怕的情绪，可以明确告诉孩子，没事的，这是身体自己试图在把不好的东西拉出来。

另外，也有的父母一遇到孩子腹泻就马上采取措施止泻，这种做法是非常错误的。这样会打断身体通过排泄来保护自己的反应，反而会增加肠胃的负担，还可能引起后续的发热、便秘或者咳嗽等疾病和症状。你想，一堆垃圾拥堵在孩子的身体里面，发酵、发热，扰乱身体的气机，会是什么样的感受？比如，我们常用的蒙脱石散，就是一种大便的固涩剂，会抑制大肠的蠕动，虽然从效果上来说腹泻是暂时止住了，但是后期很容易造成便秘，或者发热和咳嗽等不良反应。

还有的父母，认为孩子刚拉了一通，肯定会丢失掉一些营养，会虚，就马上给孩子补充大量营养。我告诉你，这也是错误的做法。因为孩子腹泻后，更急需的是恢复身体电解质的平衡，保持身体有充足的水分，而不是补充大量营养。反而，因为腹泻后脾胃功能受到影响，此时大量补充营养，会压垮肠胃的。

2 积食性腹泻：清理身体的垃圾

积食性腹泻的原因和判断要点

积食性腹泻，也叫食性腹泻，是指孩子过量食用油腻或者寒凉的食物，造成了身体承受不住而往外排泄的过程。比如，很多家长因为太爱孩子了，生怕孩子没吃饱，给孩子喂饭的时候总是要想尽办法逗着多喂几口，或者给孩子吃很多虾、海参这些大补的食物，就容易造成孩子的积食性腹泻。

积食性腹泻的孩子，通常的表现是，精神状态还比较好，只是会烦躁，嘴唇红红的，口味、口气很重，臭臭的，大便虽然是水样的，但也很臭，里面可能有很多没有消化完全的食物。

处理思路：清理身体的垃圾

按照中医的理解，孩子腹泻被称为清浊不分。清指的是小便，而浊指的是大便。也就是说，大小便都分不清楚了。在中医理论中，小肠是管清的部分，也就是尿液的排泄，而大肠是管浊的部分，也就是大便的排泄，所以，腹泻其实是大肠和小肠的功能紊乱了。

但是积食性腹泻，孩子身体里的正气比较足，大小肠的功能也没有遭到很大的破坏，所以，我们只需要帮助身体清理掉垃圾，那么脾胃和大小肠也就自然而然恢复正常了。

3 脾虚性腹泻：调和孩子的脾胃

脾虚性腹泻的原因和判断要点

脾虚性腹泻，是孩子的脾胃功能遭到了破坏，脾胃长期受损造成的。可能是孩子长期反复便秘，一直没有完全康复，结果偶然间吃了寒凉的食物或者油腻的食物就马上开始腹泻了。也可能是孩子得了感冒、咳嗽等常见病，吃了寒凉的药暂时压制住了症状，然后反反复复没好导致的。

通常，脾虚性腹泻的孩子吃完东西就会开始拉，并且孩子拉肚子的时间一般会超过 5 天，拉的大便是水样的，也不臭。另外，孩子还可能出现肠鸣音，也就是肚子咕噜咕噜响。

处理思路：调和脾胃

对于这种脾虚导致的腹泻，处理的关键就是调理好孩子的脾胃，调理好孩子的大小肠，让该进入膀胱的水分进入膀胱，而不是进入大肠，这样就不会清浊不分，排水样便了。

学会推拿，让孩子远离腹泻

积食性腹泻的推拿手法

清脾胃

频率：120~150 次 / 分钟。以
7 为计数基础，推 10 个 7 次即为
1 组。一共推 3 组，210 次。

穴位定位：拇指桡侧缘，腕
横纹到拇指指尖一线。

握手姿势：用拇指和食指夹
住孩子的拇指，充分暴露脾经穴
和胃经穴。

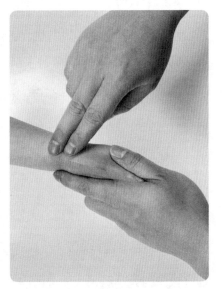

操作方式：用食中二指或者
大鱼际轻快地由腕横纹推向拇指尖。

作用：清除孩子脾胃的积热和多余的垃圾。

轻按板门

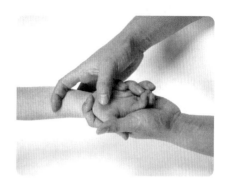

频率：120~150 次 / 分钟。以 7 为计数基础，推 10 个 7 次即为 1 组。一共推 3 组，210 次。

穴位定位：拇指指根下凹陷处。

握手姿势：用一只手轻轻捏住孩子的手掌，充分暴露板门穴。

操作方式：用拇指、食指或者中指，快速地轻柔地按压孩子的板门穴。

作用：帮助孩子消除积食。

清大肠

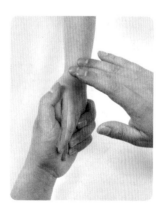

频率：120~150 次 / 分钟。以 7 为计数基础，推 10 个 7 次即为 1 组。一共推 3 组，210 次。

穴位定位：食指桡侧缘，由虎口到指尖一线。

握手姿势：握住孩子的手或者用拇指和食指夹住孩子的食指，充分暴露大肠经穴。

操作方式：用食中二指轻快地从虎口推向指尖。

作用：清除大肠的积热，帮助孩子排便泻热。

清小肠

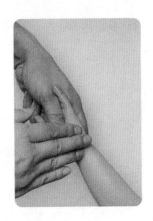

频率：120~150次／分钟。以7为计数基础，推10个7次即为1组。一共推3组，210次。

穴位定位：小指尺侧缘，从指根到指尖一线。

握手姿势：用拇指和食指夹住孩子的小指，充分暴露小肠经穴。

操作方式：用食中二指或者拇指轻快地从小指根推向指尖。

作用：清除小肠的积热，帮助孩子泻热。

顺时针揉腹

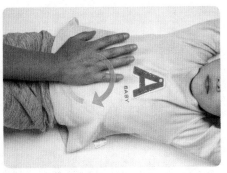

频率：70次／分钟；时长：5分钟。

穴位定位：腹部，以肚脐为中心的圆形区域。

孩子姿势：躺在床上，露出腹部，冬天可以隔一层衣服来操作。

操作方式：以掌根的小鱼际为着力点，以肚脐为中心，顺时针按揉。推升结肠位置（腹部右侧）的时候力量轻一点，然后逐渐加重，到了降结肠位置（腹部左侧）的时候力量稍稍沉重一点。

作用：促进大肠蠕动，增加排便。

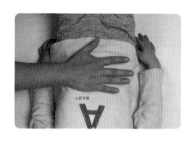

振腹法

频率：70次／分钟；时长：5分钟。

穴位定位：腹部，以肚脐为中心的圆形区域。

孩子姿势：躺在床上，露出腹部，冬天可以隔一层衣服来操作。

操作方式：用手掌劳宫穴对准孩子的肚脐，放在孩子的肚子上，然后捕捉孩子的呼吸。孩子吸气的时候肚子会鼓起来，呼气的时候肚子会瘪下去。要在孩子呼气肚子瘪下去的时候手掌稍稍用力往下按，当孩子吸气肚子鼓起来的时候再把力量放轻柔，手贴着肚子鼓起来。

作用：改善大肠功能，调补胃气。

下推七节骨

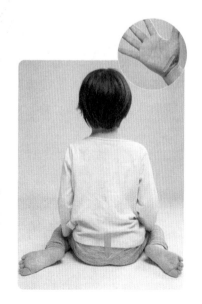

频率：70次／分钟；时长：3分钟。

穴位定位：背部第四腰椎至尾椎骨一线，也就是脊柱上靠近屁股这一段。

孩子姿势：趴在床上，露出背部，或者隔一层衣服。

操作方式：用拇指指腹或者掌根从第四腰椎推至尾椎骨，速度稍快，力度稍重一点。

作用：通便泻热，祛除热毒。

频率：70次/分钟；时长：2分钟。

穴位定位：背部第四腰椎至尾椎骨一线，也就是脊柱上靠近屁股这一段。

孩子姿势：趴在床上，露出背臀部，或者隔一层衣服。

操作方式：用手拍打孩子尾椎骨附近。注意速度快一点，力度稍微重一点。

作用：通便泻热，祛除热毒。

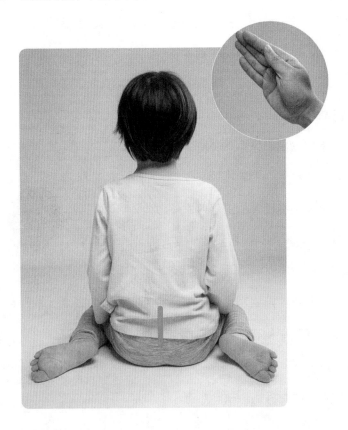

脾虚性腹泻的推拿手法

补脾胃

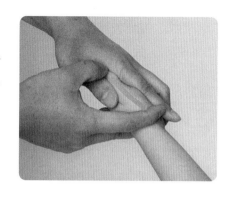

频率：120~150 次 / 分钟。以 7 为计数基础，推 10 个 7 次即为 1 组。一共推 3 组，210 次。

穴位定位：拇指的桡侧缘，由指尖到腕横纹一线。

握手姿势：用拇指和食指夹住孩子的拇指，充分暴露脾胃经穴。

操作方式：用拇指桡侧缘或者大鱼际轻快地从拇指尖推至腕横纹。

作用：补足孩子的脾气。

补大肠

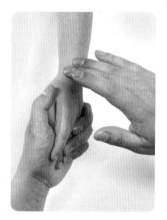

频率：120~150 次 / 分钟。以 7 为计数基础，推 10 个 7 次即为 1 组。一共推 3 组，210 次。

穴位定位：食指桡侧缘，由指尖到虎口一线。

握手姿势：握住孩子的手或者用拇指和食指夹住孩子的食指，充分暴露大肠经穴。

操作方式：用食中二指或者拇指轻快地从指尖推向虎口。

作用：温补下焦，调理孩子虚寒状态。

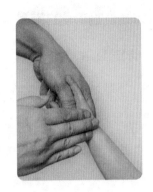

补小肠

频率：70次/分钟；时长：3分钟。

穴位定位：小指尺侧缘，从指尖到指根一线。

握手姿势：握住孩子的手或者用拇指和食指夹住孩子的食指，充分暴露小肠经穴。

操作方式：用食中二指或者拇指轻快地从指尖推向指根。

作用：温补下焦，调理孩子虚寒状态。

逆时针揉腹

频率：40次/分钟；时长：5分钟。

穴位定位：腹部，以肚脐为中心的圆形区域。

孩子姿势：躺在床上，露出腹部，冬天可以隔一层衣服来操作。

操作方式：以掌根的小鱼际为着力点，以肚脐为中心，逆时针按揉。推的时候力量要柔和一点。

作用：改善肠道吸收功能。

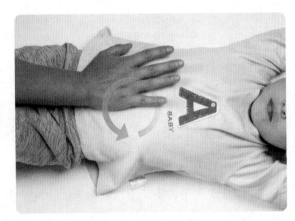

振腹法

操作频率、时长和方法同"积食性腹泻的推拿手法"中的"振腹法"。

上推七节骨

频率：50 次 / 分钟；时长：5 分钟。

穴位定位：背部第四腰椎至尾椎骨一线，也就是脊柱上靠近屁股这一段。

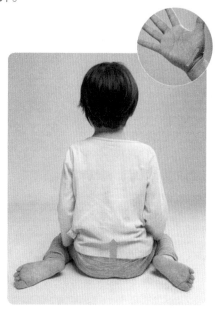

孩子姿势：趴在床上，露出背部，或者隔一层衣服。

操作方式：用拇指指腹或者掌根从尾椎骨推至第四腰椎，速度稍慢，力度稍轻。

作用：补充孩子的阳气，止泻。

空心掌拍七节骨

频率：50 次 / 分钟；时长：5 分钟。

操作方法同"积食性腹泻的推拿手法"中的"空心掌拍七节骨"。

应对腹泻

▶ 食疗小方

积食性腹泻：炒面糊糊

食材：面粉适量，红糖适量。

方法：把锅烧热，不加油，放入面粉直接炒，但需要用小火，并不停翻动。等面粉微黄后盛出，放凉后盛两三勺到小碗里，加点红糖调味，再加刚烧开的水，趁热搅拌成糊糊后食用。

原理：炒面糊糊养脾胃、助消化，能够尽快帮助身体恢复能量。

脾虚性腹泻：小米粥

食材：小米 200 克。

方法：取小米，加水 500~1000 毫升，熬煮 30 分钟左右即可。

原理：小米性平，健脾和胃，补虚益气。

遇到孩子腹泻的情况，父母应该做到以下几点。

第一，要治理好源头。什么意思呢？就是说不管什么样的腹泻，最好不要一上来就给孩子止泻，而是要帮助孩子把堆积在胃肠道的内容物快速排出来，排干净。也就是说，要去疏通而不是堵塞孩子的肠道。

第二，要保持孩子身体里电解质的平衡，也就是我们中医讲的保持阴阳平衡不虚脱。无论何种原因引起的腹泻，治疗的首要原则都是预防和治疗脱水，同时避免体内电解质紊乱。因此，我建议给孩子口服补液盐，也就是按照 5：1 或者 3：1 的糖盐比例给孩子喝糖盐水。你就把淡淡的糖盐水烧开以后放在保温杯里，每隔 1 小时用勺子小口小口地给孩子喂就好了。当然，最好还是去药店购买口服补液盐Ⅲ的粉末，按说明书使用。

第三，不增加孩子肠胃的负担。也就是尽量不给孩子吃油腻难消化的食物，因为孩子拉肚子本身就可能是肠胃不耐受造成的，再去增加肠胃的负担，吃进去的也可能马上就拉出来了。

第四，不要给孩子乱用药。一般的腹泻，没有大便带血等异常情况的，给孩子服用口服补液盐后，保持他身体里电解质的平衡，不发生脱水，一般可以先观察一下，不用马上送医院。在没有搞清腹泻原因之前就给孩子乱用药，很可能是帮倒忙。

第七章

鼻炎

鼻炎和感冒
如何区分?

鼻炎有哪些症状?

如何区分急性、
慢性、过敏性鼻炎?

......

掌握推拿
手法,鼻子
始终畅通

在我从事临床儿科推拿工作的很多年里，发现了这样一种现象，就是孩子得鼻炎的情况越来越多了。很多家长也跟我反馈说，自家孩子出现张口呼吸、打呼噜、咳嗽，上课的时候注意力不集中，甚至是生长缓慢等情况。根据我的观察，这些孩子都有一个共性，就是他们之前都得过鼻炎。

1 鼻炎小常识

什么是鼻炎

鼻炎，指的是孩子鼻腔黏膜，还有黏膜下组织的炎症。鼻炎的孩子通常会出现鼻塞、张口呼吸、打呼噜、鼻痒，甚至包括大脑缺氧、头晕、恶心头痛等症状。

鼻炎的误区

孩子常见的鼻炎有三种，急性鼻炎、慢性鼻炎和过敏性鼻炎。其中的过敏性鼻炎，是现在很多家长都害怕的，家长们觉得只有手术这种方式才能够快速彻底地治愈它。但是，在《过敏性鼻炎皮下免疫治疗专家共识》中就明确指出，手术治疗短期疗效是肯定的，但是远期疗效还存在着争议。很可能，孩子手术一两年后，甚至半年以后就又会出现鼻涕、鼻塞和鼻痒的症状，也就是说又会复发。最严重的一种情况，你可能也听说过，就是空鼻症，非常折磨人。所以，不到万不得已还是谨慎采用手术方式。

过敏性鼻炎和普通感冒的鉴别

在生活中，家长经常分不清孩子到底是过敏性鼻炎犯了，还是感冒了，因为二者都会表现出鼻塞、流涕、打喷嚏的症状。要区分过敏性鼻炎和普通感冒，可以从四个方面来看。

第一，看病因。感冒通常是因为孩子吹冷风了、淋雨了或者过度疲劳导致身体正气不足，从而受到邪气侵犯造成的。而过敏性鼻炎呢，通常是遇到过敏原以后才出现症状的。第二，看症状。普通感冒除了在头面部表现出打喷嚏、鼻塞、流涕、头疼等症状外，还会有身体其他部分的症状，比如周身不适、发热等。而且症状是持续性的，不会时轻时重。过敏性鼻炎呢，大多数情况下症状主要集中在头面部，很少有全身症状，而且会有时候坏一点有时候好一点，就算是一天中也可能上午不舒服，下午又"好"了。第三，看病程。普通感冒就算不吃药，一般7天也可以自愈。而过敏性鼻炎，通常是长期的过程，比较难痊愈，所以如果你的孩子打喷嚏、流鼻涕超过两周了，治疗后鼻子部位的症状还是没有好转，或者反复发作，就要考虑是过敏性鼻炎了。第四，看并发症。如果孩子还患有结膜炎、哮喘或者湿疹，那得过敏性鼻炎的可能性更大。而感冒的并发症比较少，就算有，也是中耳炎、鼻窦炎、支气管炎或者肺炎。

② 急性鼻炎：要治疗感冒症状

✍ 急性鼻炎的原因和判断要点

急性鼻炎，实际上跟普通的感冒是一样的。在中医的典籍里，就把急性鼻炎叫作伤风鼻塞、鼻窒、感寒、伤风、感冒等。所以，我们日常生活中往往会说这孩子得了急性鼻炎、感冒，或者伤风，其实它们都是一个意思。

患上急性鼻炎通常是因为孩子的体质比较弱，或者感受外邪比较重，比如外界温差过大，孩子出汗了，感受风寒邪气了，就可能会导致急性鼻炎。

急性鼻炎的孩子会有哪些症状呢？你想想看，孩子鼻炎发作的时候，就是正邪斗争在鼻腔部位激烈进行的时候，鼻子受到刺激，就可能会打喷嚏或者鼻子发痒。而正邪斗争的产物就是大量的鼻涕。

我们可以把鼻炎的过程看成两个阶段。第一个阶段是感受风寒的阶段，这个阶段孩子鼻塞特别严重，甚至堵塞鼻腔以后，孩子会出现张口呼吸的情况。另外，此阶段孩子流的鼻涕主要是清鼻涕。第二个阶段是内热加重的阶段，这个阶段，孩子的鼻塞会缓解，清鼻涕也会变成浓浊的鼻涕，并且还可能出现咽喉发红的症状。这是因为，第一阶段孩子身体的毛孔是关闭的，久而久之体内的热会越积越多，孩子的寒的症状也就转变成热的症状了。家长需要明白的是，这种转变是一种正常的病理发展过程，通常来说周期是 7~10 天。也就是说，急性鼻炎，是会在 7~10 天痊愈的，如果超过这个时间孩子还不好，急性鼻炎就可能转变成为慢性鼻炎了。

🖎 处理思路：治疗感冒的症状

对于这种小孩子的急性鼻炎，我们处理的方式是治疗孩子的感冒症状。首先，打开小孩子的毛孔，恢复内外气机的通畅。其次，要帮助身体祛除风邪，因为我们知道感冒多数时候是遭到风邪侵扰造成的。再次，还要帮助身体清一清内热。最后，还要帮助孩子缓解鼻塞、打喷嚏、流鼻涕等症状。这样内外兼顾，既处理根本原因，又缓解身体的症状，标本兼治，才能够彻底调理好孩子的急性鼻炎。

3 慢性鼻炎：调和脏腑平衡

慢性鼻炎的原因和判断要点

慢性鼻炎是怎么产生的呢？实际上有两种原因：一种叫作表邪不解入里，一种叫作脏腑发病为里。表邪不解入里，是指急性鼻炎没有得到好的治疗，变严重以后或者反复发作后病情进一步加重导致的。通常这样的小孩开始流的是清鼻涕，后面又转化为浓浊鼻涕。而脏腑发病为里，就是由身体里面本身的积热，也就是热邪导致的。这样的小孩一开始流的就是浓浊鼻涕。

中医认为，肺是娇脏，位置很高，很容易受伤，而小孩子又是纯阳之体，他身体上火的情况就比较多见。我们知道，火的特点是向上蹿，对吧？冬天的时候，开空调，我们首先感受到的是红通通的脸，然后逐渐地手脚才开始变暖。小孩子的身体里也是这样，当有热有火的时候，就容易出现咽喉、鼻子等位置比较高的部位的上火症状。

那慢性鼻炎的小孩具体有哪些症状呢？首先是咽喉部位，会出现红肿，嗓子感觉特别不舒服，并且多半会出现咽痒不适的干咳。如果你去观察孩子的鼻腔，会发现两颗小肉球，也就是鼻甲，它会肿大，甚至堵塞鼻腔，临床上就叫淋巴组织增生。另外，慢性鼻炎的小孩子还可能出现腺样体面容，也就是上牙齿向外凸出，上嘴唇的唇沟会变得扁平，上嘴唇往上翘，下嘴唇又特别厚，以及张口呼吸的现象。如果注意观察，还会发现孩子的表情很呆滞。

🖐 处理思路：调和脏腑平衡

对于小孩子的慢性鼻炎，我们处理的方式主要是去调和脏腑阴阳的平衡。所以，最主要的是平衡脏腑的寒热，对于身体里面比如脾胃部分的热，我们可以疏通一下气血，不让气血往脾胃大量聚集，也就不会产生那么多热了。对于大肠部分的热，可以通过泻的方式将它们排出体外，而对于肺部和鼻腔咽喉的热，又可以通过发散的方式排出去。所以，我们通过平衡孩子的脾胃、大小肠和肺等脏器寒热的平衡，保持孩子的呼吸、大便和小便的通畅，就能够调理好孩子的慢性鼻炎。

4 过敏性鼻炎：扶助孩子的正气

🖐 过敏性鼻炎的原因和判断要点

从中医的角度来看，孩子的正气不足了，身体处于比较虚弱的状态，这时候他就会对某些外来的物质特别敏感，比如冷空气、花粉、尘螨等，或者夏天的时候，很多孩子从室外到室内，马上就会产生鼻塞的现象。如果你注意观察，其实，得过敏性鼻炎的孩子，多数都可能有过长时间生病或者长期服用某些药物的经历。这里面根本的原因就是孩子的体质和正气受到了损伤。

过敏性鼻炎的孩子是比较容易鉴别的，因为他一遇到过敏原就会产生打喷嚏、流鼻涕以及一些呼吸道的症状。比如，对花粉过敏的孩子，一到春天，就需要戴口罩，否则出个门就容易过敏了。还有的孩子对尘螨过敏，被子长时间不晒，稍微抖一抖，也可能中招的。

处理思路：扶助正气

"正气存内，邪不可干"，这句话就是对过敏性鼻炎最好的处理思路。也就是说，要提升孩子的正气，增强孩子的体质。那具体的方法是什么呢？

首先是补脾，因为脾是气血生化之源，只有脾强壮了，我们才能把食物转化成气血，人体也才有充足的正气。其次，我们还要补足孩子的肾气，在中医里，这个肾就是先天之本，补足肾气也就非常重要。这两点就是提升孩子正气最主要的方式。

轻松推一推，鼻子始终畅通

急性鼻炎的推拿手法

清肺

频率：120~150 次 / 分钟；时长：3 分钟。

穴位定位：无名指的指面，由指根至指尖一线。

握手姿势：用一只手轻轻地把孩子的其他四指握在下面，以充分暴露无名指的肺经穴。

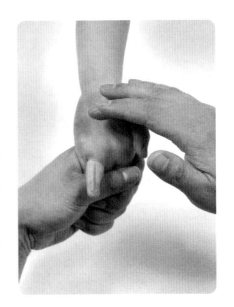

操作方式：用中指或无名指的指腹由孩子的指根推向指尖，操作时要轻巧柔快一点。

作用：清除呼吸道和肺部的热邪。

平肝

频率：120~150 次／分钟；

时长：3 分钟。

穴位定位：食指的指面，

由指根至指尖一线。

握手姿势：用一只手轻轻

地把孩子的其他四指握在下面，以充分暴露食指肝经穴。

操作方式：用中指或无名指的指腹由孩子的指根推向指尖，操作时要轻巧柔快一点，力度要均匀，并且操作频率要稳定，不要忽快忽慢。

作用：祛除风邪。

清天河

频率：120~150 次／分钟；

时长：3 分钟。

穴位定位：手臂的掌面，

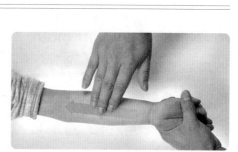

由腕横纹中点至肘横纹中点一线。

握手姿势：家长用手握住孩子的手，手指不扣住腕横纹。

操作方式：用家长的中指和无名指的指腹，力度和速度保持均匀地由腕横纹中点推至肘横纹中点。

作用：解表清热，助升孩子的阳气。

揉一窝风

频率：120~150 次 / 分钟；

时长：3 分钟。

穴位定位：手腕背侧腕横

纹中央凹陷处。

握手姿势：用手握住孩子

手即可。

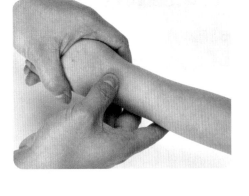

操作方式：用拇指的指腹按压到腕背横纹中点上，大面积地揉。

作用：治疗感冒引起的各种症状。

揉迎香

频率：120~150 次 / 分钟；时长：3 分钟。

穴位定位：鼻翼外缘中点旁，当鼻唇

沟中，也就是鼻翼两侧靠近鼻翼的部位。

孩子姿势：坐着、站着均可。

操作方式：用拇指和食指分别按压到

两个迎香穴位，然后揉动即可。注意力度

要轻一点。

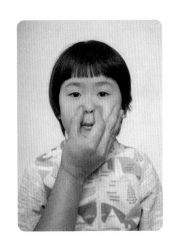

作用：缓解孩子鼻腔红肿、疼痛和堵

塞的症状。

慢性鼻炎的推拿手法

清肺

操作频率、时长和方法同"急性鼻炎的推拿手法"中的"清肺"。

清胃

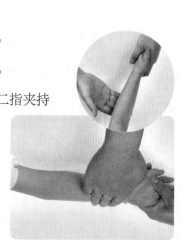

频率:120~150次/分钟;时长:3分钟。

穴位定位:大鱼际桡侧缘,腕横纹到拇指根的一线。

握手姿势:用拇指和食指夹住孩子的拇指,充分暴露胃经穴。

操作方式:用食指或者中指,轻快地从腕横纹推至拇指根。

作用:清除孩子胃里的积热。

退六腑

频率:120~150次/分钟;时长:3分钟。

穴位定位:手臂尺侧缘,由肘至腕一线。

握手姿势:握住孩子的手,或者用食中二指夹持住孩子的手腕部,不要整个攥住。

操作方式:用食指桡侧缘或者指腹,从肘横纹推到腕横纹。

作用:调和阴阳,平衡孩子脏腑的寒热。

清大肠

频率：120~150 次 / 分钟；时长：3 分钟。

穴位定位：食指桡侧缘，由虎口到指尖一线。

握手姿势：握住孩子的手或者用拇指和食指夹住孩子的食指，充分暴露大肠经穴。

操作方式：用家长的食中二指，轻快地从虎口推向指尖。

作用：清除大肠的积热，帮助孩子排便泻热。

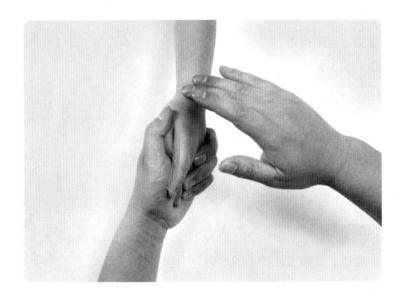

揉迎香

操作频率、时长和方法同"急性鼻炎的推拿手法"中的"揉迎香"。

过敏性鼻炎的推拿手法

补脾

频率：120~150 次 / 分钟；时长：3 分钟。

穴位定位：拇指的桡侧缘，由指尖到指根的一线。

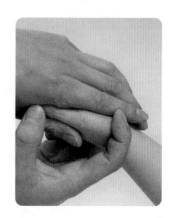

握手姿势：用拇指和食指夹住孩子的拇指，充分暴露脾经穴。

操作方式：用拇指桡侧缘或者指腹，轻快地从拇指尖推至拇指根。

作用：补足孩子的脾气。

补三关

频率：120~150 次 / 分钟；时长：3 分钟。

穴位定位：手掌桡侧缘，也就是靠近拇指一侧，由腕至肘一线。

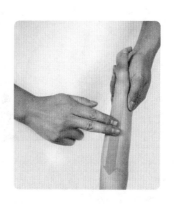

握手姿势：用手握住孩子的手腕，不能把拇指扣在孩子的桡侧，这样会妨碍推拿操作。

操作方式：用食中二指快速由腕部推向肘部。

作用：升阳补虚，调整孩子五脏六腑的功能。

搓四横纹

频率：120~150 次 / 分钟；时长：3 分钟。

穴位定位：手掌和手指相连接的一条线上，也就是位于食、中、无名、小指掌指关节屈侧的横纹处。

握手姿势：用一只手轻轻握住孩子的四根手指，充分暴露四横纹。

操作方式：用拇指的桡侧缘或者指腹，来回搓孩子的四横纹，搓到手下有一种温温热热的感觉。切记力度不要过大。

作用：调和气血。

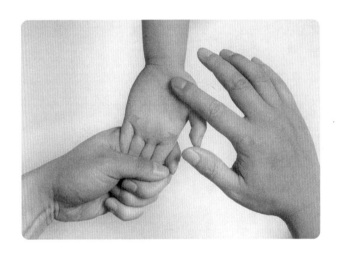

清肺

操作频率、时长和方法同"急性鼻炎的推拿手法"中的"清肺"。

揉二马

频率:120~150 次 / 分钟;
时长:3 分钟。

穴位定位:手背无名指和小
指掌指关节后的凹陷中。

握手姿势:用一只手轻轻握
住孩子的手,充分暴露二马穴位。

操作方式:用拇指的桡侧缘
或者指腹按揉孩子的二马穴即可。

作用:补充孩子的肾气。

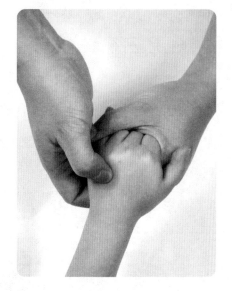

改善鼻炎

▶ 食疗小方

急性鼻炎： 生姜薄荷粥

食材：生姜 3 片，薄荷 5 克，大米适量。

做法：大米先煮成粥。煮好以后，放入生姜和薄荷再熬 10 分钟，趁热给孩子喝。

原理：生姜具有解表散寒和温暖中焦的作用，能够帮助身体排出邪气。而薄荷具有疏散风热和清利头目的作用。它们都对感冒的症状具有缓解作用。

慢性鼻炎： 丝瓜藤煲猪瘦肉、桃仁红枣小米粥

丝瓜藤煲猪瘦肉

食材：丝瓜藤 3 ~ 5 克，猪瘦肉 60 克。

做法：丝瓜藤取靠近根部的部分洗净，猪瘦肉切块。再一起放到锅里煮汤，至熟加少许盐调味，喝汤吃肉。

原理：丝瓜藤具有活血化痰的作用，它能够疏通身体的气血，平衡脏腑的阴阳。

桃仁红枣小米粥

食材：桃仁 10 克，干红枣 10 枚，小米适量。

做法：桃仁去杂质，加红枣、小米同煮至桃仁透明酥烂，加红糖适量食用。

原理：桃仁具有活血祛瘀、润肠通便、止咳平喘的功效，大枣具有益气和中的功效，也能够疏通身体的气血，调和脏腑的平衡。

过敏性鼻炎：黄芪粥、山药泥

黄芪粥

食材：黄芪 30 克，白米 30 克。

做法：取黄芪煎汤，去渣，再加米 30 克，像平常煮粥一样食用。

原理：黄芪具有补气升阳、生津养血的作用，能够提升孩子身体的正气。

山药泥

食材：山药 150 克，干红枣 10 枚。

做法：山药 150 克切成小块，干大枣 10 枚去核放入盘中，入锅，置火上蒸，至山药已软，捣成泥状食用。

原理：山药具有补脾养胃、生津益肺的作用，能够促进身体对食物的消化和吸收，从而提升身体的正气。

▶ 辅助养护

孩子急性鼻炎发病的时候，主要是解决孩子的感冒症状，所以当你发现孩子流清鼻涕的时候，首先要给孩子加点衣服，其次还可以用姜水给孩子泡脚，也就是切 3~5 片生姜，放在锅里用开水煮一下，煮开之后把水晾温，这时候给孩子泡脚可以祛除寒气。

当你发现孩子流的是黄鼻涕，那就要给孩子补充水分，因为流黄鼻涕期间，孩子的鼻腔和咽喉会发红，紧接着就可能会咳嗽了。那么补充水分是可以缓解这些症状的。另外，这时候孩子往往容易出汗，所以还要注意避风，防止孩子出现重感冒的情况。

孩子慢性鼻炎发作期间，清除热邪是当务之急。因为这时候，热邪以胃为主，主要是来自积食产生的热，所以，给孩子的饮食要清淡、容易消化吸收，并且最好是八分饱就可以了。这时候家长就不要强迫孩子进食了，尤其是晚上睡觉前，因为不容易消化。另外，要注意孩子的通便，如果大便不通，热就会越积越多，最终会让孩子鼻腔和咽喉变得红肿。

过敏性鼻炎呢，最重要的是调理好孩子的体质，因为他的身体相对来说比较虚弱，就容易感冒，一感冒鼻炎就会犯。在护理的时候，家长要及时加减孩子的衣物。为了补肾，可以让孩子多吃一些黑色的食物，比如黑米和木耳；为了补脾呢，可以让孩子多吃一些黄色的食物，比如玉米、小米、薏米等。

　　总之，通过精心的日常护理和推拿的调理，孩子的鼻炎就能更快地得到缓解。

扁桃体
发炎有哪些
误区？

如何判断扁桃体发炎？

如何区分急性和
慢性扁桃体发炎？

……

第八章

扁桃体发炎

掌握推拿
手法，守护
扁桃体

扁桃体所处的位置在人体的口咽部，也就是我们的口腔、鼻腔与外界相连接的首要通道。并且，这个口咽部是我们呼吸和消化食物的共有通道。所以，当我们吃不干净的食物，或者呼吸了细菌、病毒等邪气的时候，口咽部的扁桃体最先受到影响，它可能就会发炎、肿大、颜色变红。这就是我们通常所说的扁桃体发炎。

　　其实，扁桃体发炎，主要是 10 岁以下的孩子会得，为什么呢？因为 2~10 岁是孩子扁桃体的增殖期，一般孩子 6 岁的时候，扁桃体的体积最大，而孩子 10 岁以后，扁桃体就开始逐渐萎缩了。

　　而从扁桃体发炎发病的季节来说，一年四季都可能发生，一般是当孩子感冒、咳嗽或者发烧的时候会伴随着扁桃体发炎的情况，当然，也可能是孩子先出现扁桃体发炎的情况，然后再有感冒、咳嗽或者发烧的情况。尤其是春秋两季换季的时候，或者是冬季，因为是呼吸道疾病的高发期，小孩子就更容易出现扁桃体发炎。

扁桃体发炎小常识

扁桃体发炎的误区

很多家长认为，孩子扁桃体发炎一定要消炎，一定要吃抗生素，因为吃抗生素消炎就会杀灭扁桃体部位的细菌和病毒，这样扁桃体发炎就能够治好了。从控制症状的角度来看，这个看法是没有问题的。但是中医认为，细菌和病毒的滋生，主要是因为有垃圾产生了。所以，中医会从解决身体的垃圾入手，清理掉身体里面的垃圾，那么细菌、病毒也就不容易滋生了。所以，中医不提倡孩子扁桃体发炎就去给孩子吃抗生素、给孩子消炎。

举个例子，我曾经遇到这样一个家长，他们家的孩子因为一次扁桃体发炎，后来又出现了发烧和惊厥的情况，于是家长就非常担心和焦虑，每天都要观察孩子的扁桃体。只要发现扁桃体发红，就给他用抗生素，最后导致孩子整个身体素质严重受损，身体的抵抗力也就非常差。

另外，也有家长在孩子扁桃体反复发炎或者扁桃体肥大影响呼吸的时候，想去切除扁桃体。因为，在这些家长看来，孩子发烧和反复生病的"元凶"，就是扁桃体。但其实，扁桃体是一个免疫器官，是我们人体的第一道防线。打个比方，人体就好像一栋大楼，而扁桃体就是警铃。当小偷进来的时候，警铃就会响，这是在告诉我们有小偷进来了。但是，如果我们把扁桃体摘除，就相当于把警铃拿掉，那么小偷就会长驱直入了。因此，摘除扁桃体以后，孩子又得呼吸道疾病，很可能就会直接到支气管，或者直接成为肺炎。

所以，我们不能本末倒置，把孩子感冒、发烧等疾病怪罪到扁桃体的身上。它其实是在提醒和帮助我们。

如何观察孩子扁桃体发炎

观察孩子的扁桃体是否发炎了，首先要准备好手电筒和压舌板。然后，我们让孩子保持一个正坐的姿势，同时让他的头微微仰起 45 度角，并张开嘴。接下来，家长左手拿手电筒，右手拿压舌板，以平行于舌面的角度放进去，但不可放得太深入了，以免戳到孩子的喉咙。然后轻轻压低舌面，将舌根两侧的扁桃体充分暴露出来即可。

如果是年龄比较小不太配合的孩子，可以由两位家长一起来操作。还是让孩子保持直立的状态，同时一位家长固定住孩子的头部，也就是一只手扶住孩子的头，另一只手捂住他的眼睛，避免被手电筒照射到。然后，也让孩子的头微微仰起来，保持 45 度角。另一位家长按照上面讲的方法来进行操作就可以了。

还要注意一点，如果是发炎的扁桃体，就会明显地冒出很多小肉球来，并且这些小肉球的颜色明显要红一点，跟周围的颜色区别比较大；或者是这些小肉球上面会有脓点。在观察的时候还要多注意。

② 急性扁桃体发炎：在感冒初期控制症状

🖎 急性扁桃体发炎的判断要点

孩子的急性扁桃体发炎，往往发生在刚刚开始感冒时，有时伴随发烧、咳嗽的现象而出现。这就好比"身体"这个国家受到敌人侵略的时候，因为正气比较足，也就是抵抗力和免疫力比较强、兵力充沛，就会奋起反抗。这时候身体的症状往往就会比较激烈。

所以，如果你发现孩子最近身体比较好，突然扁桃体红肿发炎，疼痛感明显，还伴随着感冒、发烧、咳嗽等现象，那这个扁桃体发炎往往就是急性的。

🖎 处理思路：治疗感冒的症状

对于孩子急性扁桃体发炎的情况，我们主要做的是在孩子感冒的初期就去帮助他处理感冒相关的症状。主要的方式是帮助孩子打开关闭的毛孔，驱散聚集在体表的邪气。因为对急性扁桃体发炎的孩子来说，初期的病情比较轻微，如果马上就把邪气驱散出去，就容易快速好转。而如果错过了这个时期，那么急性扁桃体发炎很可能转变成为慢性扁桃体发炎。

慢性扁桃体发炎：控制症状 + 调和脏腑

🖐 慢性扁桃体发炎的判断要点

慢性扁桃体发炎，就好像是身体这个国家里面总有一小股残余势力存在，并且由于我们身体本身的正气不足，就会形成一个对峙的阶段。因为是对峙，仗就打不起来，即使打起来了也是局部的小战斗，很快就可能熄灭。所以，这时候孩子表现出的症状也不会太激烈，比较常见的是孩子会长期打呼噜，咽部不适，还有异物感，发干，发痒，或者微微地痛，但是可能不会出现红肿或者发烧的情况。

🖐 处理思路：控制症状+调和脏腑

孩子的慢性扁桃体发炎，除了控制症状以外，更重要的是调和脏腑，恢复孩子脏腑的气机和功能。也就是，消除孩子的积食和郁热，让这些热不再熏蒸扁桃体了。

其实，这就好像是煮了一锅饺子，水开以后，我们会往里面加凉水，但是如果火不关掉，也就是这里的调和脏腑不做好，那么水就还是会一直扑锅，孩子的扁桃体发炎还是会反复。

推拿，让扁桃体这道防线更坚固

总结一下，扁桃体发炎的原因主要是内外两方面，要么是孩子身体的脏腑气机出现了问题导致的，比如积食内热，或者情志不畅；要么是孩子感受了外界环境中的邪气，导致身体代谢出现问题，然后产生了垃圾。

如果是身体本身的问题，那孩子的脾胃里面会积滞郁热，出现火。因为火的特性是往上蹿的，那这时候热量大量地往上熏蒸，扁桃体就要遭殃了，也就会出现发炎红肿的情况。

如果孩子感受了外邪，那身体表面的毛孔可能就会闭塞，体内的热量得不到正常的宣泄，也就容易导致扁桃体发炎。

在我看来，这两方面常常是互相影响的，所以，实际做推拿操作的时候，我们往往是双管齐下，也就是一方面去疏散在外面的风邪或者寒邪；另一方面要排出积攒在胃里面的积食。那么无论是急性扁桃体发炎还是慢性扁桃体发炎，用一套手法就可以处理好了。对于急性扁桃体发炎，一天可以操作2次；对于慢性扁桃体发炎，一周操作2~3次。

扁桃体发炎的推拿手法

二马合谷同揉

频率：150~200 次 / 分钟；时长：2~3 分钟。

穴位定位：二马穴位于手背无名指和小指掌指关节后的凹陷中。合谷穴位于手背拇指和食指间虎口处。

握手姿势：孩子手背向上平放。家长双手托住孩子的手，两个拇指分别按压在二马穴及合谷穴上。

操作方式：用双手的拇指一起按揉孩子的二马穴和合谷穴，并且揉二马的时候向无名指的掌骨用力，而揉合谷的时候向食指的掌骨用力。注意要以手肘来带动力量，按揉时候将力定住，也要稍微下沉，沉到骨头之间。

作用：针对上实下虚证，滋阴潜阳，培补孩子的元气。

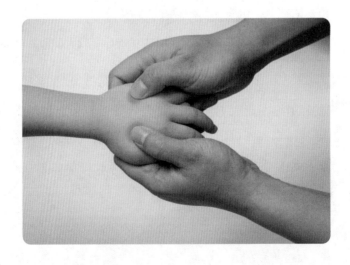

清补脾

频率：150~200 次 / 分钟；时长：2~3 分钟。

穴位定位：拇指的桡侧缘，第一指关节的位置。

握手姿势：用中指、无名指和小指托住孩子的手，用拇指和食指固定孩子的拇指，并微微弯曲，充分暴露脾经穴。

操作方式：用拇指指腹轻快地在孩子拇指第一指关节之间来回地推。注意用力要均匀，力度是一致的，也就是要以手肘带动手腕来推。

作用：促进孩子脾胃的运化功能。

清胃

频率：150~200 次 / 分钟；时长：3~5 分钟。

穴位定位：大鱼际桡侧缘，腕横纹到拇指根的一线。

握手姿势：握住孩子的手或者用拇指和食指夹住孩子的拇指，充分暴露胃经穴。

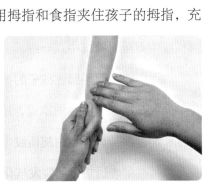

操作方式：用中指和无名指轻快地从腕横纹推至拇指根。注意力度要保持均匀。

作用：清除孩子胃里的积热，消除积食。

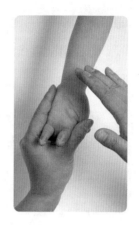

清肝肺

频率：150~200 次 / 分钟；时长：2~3 分钟。

穴位定位：肝经穴位于食指的指面，由指根至指尖一线；肺经穴位于无名指的指面，由指根至指尖一线。

握手姿势：用一只手轻轻地把孩子的其他三指握在下面，以充分暴露食指和无名指在一个平面上。

操作方式：用中指和无名指由孩子的指根推向指尖，操作时要轻巧柔快一点。

作用：清除肺部的邪气和异物。

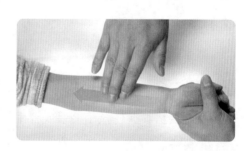

清天河

频率：150~200 次 / 分钟；时长：2~3 分钟。

穴位定位：手臂的掌面由腕横纹中点至肘横纹中点一线。

握手姿势：用手握住孩子的手，手指不扣住腕横纹。

操作方式：用中指的指腹，或者食指、中指和无名指三指的指腹，力度和速度保持均匀地由腕横纹中点推至肘横纹中点。

作用：解表透热，助宣发气化。

搓四横纹

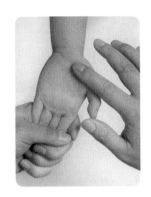

频率：150~200 次 / 分钟；时长：3~5 分钟。

穴位定位：手掌和手指相连接的一条线上，也就是位于食、中、无名、小指掌指关节屈侧的横纹处。

握手姿势：用一只手轻轻握住孩子的四根手指，充分暴露四横纹。

操作方式：用拇指的桡侧缘或者指腹，来回搓孩子的四横纹，搓到孩子手下有一种温温热热的感觉。切记力度不要过大。

作用：去中焦积热，通调上下焦之气。

上推三关

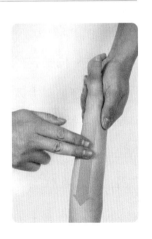

频率：150~200 次 / 分钟；时长：1 分钟。

穴位定位：手掌桡侧缘，也就是靠近拇指一侧，由腕至肘一线。

握手姿势：用手握住孩子的手腕，不能把拇指扣在孩子的桡侧，这样会妨碍推拿操作。

操作方式：用食中二指的指腹快速地由腕横纹推向肘横纹。

作用：升阳补虚，调整孩子五脏六腑的功能。

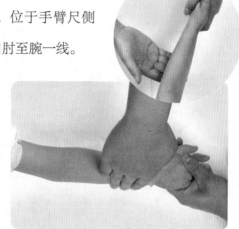

退六腑

频率：150~200 次 / 分钟；时长：3 分钟。

穴位定位：和三关穴相对，位于手臂尺侧缘，也就是靠近小指这一侧，由肘至腕一线。

握手姿势：用手轻轻捏住孩子的手，不要整个攥住手腕。

操作方式：用中指和食指的指腹，从肘横纹推到腕横纹。

作用：调和阴阳，平衡孩子脏腑的寒热。

八线疏通法

次数：按揉 7 次，再推 7 次。

穴位定位：①风池穴至肩井穴一线。左右各一。其中，风池穴位于头额后面大筋的两旁与耳垂平行处。肩井穴位于大椎与肩峰端连线的中点上。②脖颈侧面从耳垂下到肩部一线，左右各一。③廉泉穴至左右人迎穴间连线。其中，廉泉穴位于人体的颈部，当前正中线上，结喉上方，舌骨上缘凹陷处。人迎穴位于颈部喉结旁，当胸锁乳突肌的前缘，颈总动脉搏动处。④喉结旁扁桃体外侧从上到下的两条直线。

孩子姿势：采取坐姿即可，操作廉泉穴到人迎穴连线时，孩子采取仰靠的姿势。

操作方式:

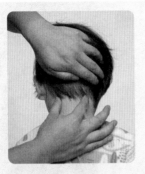

①用拇指和食指分别按压风池穴,然后从风池穴按揉到肩井穴,重复7次;接下来再从风池穴推到肩井穴7次。

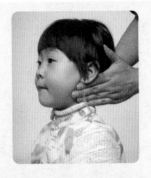

②用食指和中指按压在两条线上,从耳垂下按揉到肩部7次,然后再推7次。

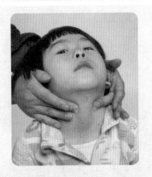

③用食指先从廉泉穴按揉到人迎穴7次,再推7次。

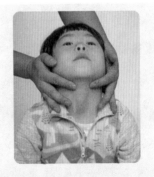

④用食指沿着扁桃体外侧从上到下按揉7次,然后推7次。注意,按揉路线上有的可能皮下有淋巴结,并且小孩可能会说有痛感,不必过于纠结。

作用:疏通扁桃体局部的气血,散热和瘀结。

消炎二穴

频率：60次/分钟；时长：1分钟。

穴位定位：商丘穴，位于内踝尖前下方的凹陷处；丘墟穴，位于外踝尖前下方的凹陷处。两个穴位相对应。

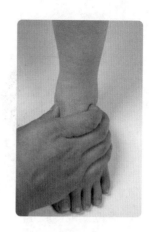

孩子姿势：孩子坐着或者躺着，脚平放，把脚踝露出来。

操作方式：用拇指和食指分别按压在商丘穴和丘墟穴上，同时稍稍用力点揉即可。操作的时候，可以两只手同时按揉孩子的两只脚。

作用：消除扁桃体的炎症。

扁桃体反射区

频率：60次/分钟；时长：1分钟。

穴位定位：大脚趾趾根的两侧。

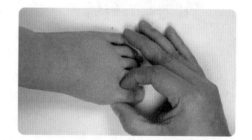

孩子姿势：坐着或者躺着，脚平放，把脚趾露出来。

操作方式：用拇指和食指分别按压在大脚趾趾根的两侧，同时稍稍用力点揉即可。操作的时候，可以两只手同时按揉孩子的两只脚。

作用：消炎散结，把上焦的热邪往下引导。

扁桃体不再发炎

▶ 食疗小方

甘桔水

无论是急性扁桃体发炎还是慢性扁桃体发炎，只要是出现扁桃体化脓的情况，我们就可以用这个食疗方——甘桔水。

食材：药食同源的中药炙甘草和桔梗各3克。

做法：取炙甘草和桔梗各3克，然后放入水中煮开15分钟左右就可以了。如果孩子有扁桃体化脓还伴随发烧，那么甘桔水里还可以加一味药食同源的中药：薄荷，也是3克。先把炙甘草和桔梗煮开15分钟，然后再加入薄荷熬2分钟就好了。这个水很安全，只要孩子的年龄大到能够吃辅食了，就可以喝，而且这个甘桔水或者甘桔薄荷水甜甜的，小孩子也比较容易接受。你可以煮好后把它放入保温杯里面，随时给孩子喝。

原理：炙甘草是补中的，也就是会增加脾胃的能量，而桔梗的作用是宣肺排脓，对扁桃体化脓的孩子来说很好用。而薄荷能够把我们体表的郁热往外发散，所以对于发烧也有好的作用。

经常出现扁桃体发炎的孩子，如果你注意观察，会发现一个共同的特点：孩子们的饮食结构都不太合理，很多孩子都喜欢吃肉及高蛋白的鱼虾海鲜，或者喜欢喝奶，吃些偏寒凉的水果。正是因为饮食结构的不合理，孩子的脾胃运化功能容易降低，导致积滞，最终就会导致扁桃体出现问题。所以，从饮食结构的调整上来讲，这些孩子应该以"五谷为养"，也就是多吃主食，蔬菜要以当地当季的蔬菜为主。其次，要控制肉、蛋、奶和水果的摄入。这样孩子扁桃体发病的概率就会减小很多。

也有家长可能会担心小孩子吃得比较素，会影响孩子的营养摄入。但其实如果孩子已经出现扁桃体发炎情况，说明他吃进去的东西已经超过了他脾胃的运化能力，这时候还给孩子大量的营养，孩子是吸收不了的，反而会加重脾胃的负担，产生更多垃圾。这样一来，孩子的扁桃体问题可能会反反复复好不了。那么，在临床上一般是症状缓解以后，还需要给孩子继续清淡饮食 2~3 天，才能恢复之前的饮食。

另外还有一点是孩子的穿衣问题，很多小孩子上幼儿园以后可能会穿得比较多，也就很容易出汗。出汗以后一受凉，就容易受到外邪入侵，所以别给孩子穿太多衣服了。最后，请牢牢记住这样一句话：只有脾胃吸收了，这个营养才是我们自己的，不能吸收的营养就是身体的垃圾。

第九章

腺样体肥大

什么是
腺样体
肥大?

腺样体肥大的原因

腺样体肥大如何调理?

……

掌握推拿
手法,保护好
腺样体

我从 1991 年开始学习小儿推拿，至今在临床上遇到很多病例。根据我的观察，最近 10 年来，小孩子腺样体肥大的情况是越来越多了，家长也深受困扰。

我记得 2014 年的时候，就有个广州的小男孩，因为腺样体肥大来做小儿推拿的治疗。这个小孩当时 4 岁半，经常生病，睡觉的时候会打鼾，并且还有面色无华、坐姿不端、形体偏瘦和食欲差等一系列问题。

后来，这个小男孩一共推拿了两个疗程，每个疗程是半个月左右，然后孩子的坐姿变正常了，面色和精神状态都有了明显改善。并且，孩子生病的次数减少了，上幼儿园的出勤率也有了很大的提升。所以，如果你的孩子也被腺样体肥大困扰着，是不必要过于焦虑和担心的。

1 腺样体肥大小常识

什么是腺样体肥大

腺样体也叫咽扁桃体或者增殖体，位于鼻腔后部。它其实是一个淋巴组织。对 2~10 岁的孩子来说，腺样体容易出现增生的现象，尤其是 2~6 岁的年龄是增生的好发阶段。而如果出现腺样体肥大的情况，就会堵塞住后鼻孔，这样，也就可能会出现鼻塞、打呼噜这些症状。

如果是长期比较严重的腺样体肥大，很可能会出现腺样体面容。简单来讲，就是可能会出现上颌骨变长、上颌骨硬腭高拱导致牙齿排列不整齐。并且孩子的嘴唇会变厚往上翘，上切牙也就会外露出来。孩子的表情也会变得淡漠，整个面容看起来就好像"丑小鸭"一样。

腺样体肥大的误区

很多家长发现自己孩子有腺样体肥大后，可能首先想到的是切除，因为既然增生了，割掉就好了。但这个切除的意义到底是什么呢？

其实，腺样体这个免疫器官，也是人体的一道防线。打个比方，假设你的家里养了一只狗，当有陌生人进入院子的时候，这只狗是不是会叫，然后你在房间里就会感到烦或者不安？这其实就是我们很多家长对腺样体肥大的感受，因为腺样体遇到病毒或者细菌侵入的时候就会出现增生肥大的现象，孩子进而会出现鼻塞甚至打呼噜的症状，增大的腺样体就好像那只汪汪叫的狗一样。

这时候，你的做法是切掉腺样体，就好像是丢弃掉这条狗一样，那如果这时候再有陌生人来呢？可能就会直接进入你的房间了。也就是说，如果有外邪入侵的话，就会直接到达脏腑。中医上来讲，就是病邪已经入里了。

另外，就算切除掉腺样体，有的孩子还可能出现症状。我记得 2015 年的时候，我和其他医生一起做了个山东中医药管理局的项目，是评价推拿调理腺样体肥大的疗效。那段时间我接触了很多病例，其中有一个 7 岁的小女孩，我印象特别深。她两年前就因为腺样体肥大做过一次手术，4 个月前又去北京做了一次手术，但还是经常流鼻涕，睡时会打鼾，形体消瘦。

所以，在给孩子做腺样体肥大切除手术的时候要谨慎一点，我们如果能选择推拿这种方式来调理，就尽量不去挨这一刀了。

腺样体肥大的原因

首先，上呼吸道反复感染是导致腺样体肥大的罪魁祸首。因为中医讲，肺开窍于鼻，其华在毛，也就是说，当感受外邪的时候，最先受到影响的是口鼻和皮毛。比如，流鼻涕、打喷嚏、鼻痒等就是邪气的侵入导致了局部的肿胀。而如果是反复刺激和侵入，就会导致腺样体出现病理性肥大。

其次，长期喂养过度也会导致孩子的腺样体肥大。有的家长喂养孩子，会以水果为主，甚至经常给孩子喝冷饮。这些都容易伤害到孩子脾的阳气，导致痰湿的产生。痰湿会阻塞孩子的气道，向上熏蒸，进而导致腺样体出现痰湿中阻的现象。比如，鼻腔黏膜水肿，鼻腔出现鼻腔分泌物的倒流进而刺激咽喉，出现反复咳嗽。

也有的家长会给孩子吃很多肥甘厚腻的食物，这会让孩子觉得肚子有点胀、手心潮热，甚至睡觉的时候不安宁。这也属于喂养过度。饮食的肥甘厚味会酿湿生痰，郁而化热，热血会向上熏灼，不仅会通过食道向上熏灼，咽喉向上熏灼的过程中，也会导致腺样体的增生、肥大，甚至扁桃体的肿大，等等。这时候，孩子的典型症状是手纹理会增粗、增深，并且基本上伴随着过敏性鼻炎或者鼻窦炎。

② 腺样体肥大调理：改善身体环境

✍ 调理腺样体肥大为何要改善身体环境

可以想象这样一个场景，当你在杯子里泡上一个胖大海的时候，胖大海慢慢地就会变大，而且只要胖大海在水里泡着，那它就会始终处于变大的状态。只要把胖大海从水里拿出来，环境改变以后，胖大海自然而然地就缩小了。

其实，腺样体的肥大也是这样的，你如果让腺样体一直处在正邪斗争的环境里面，它周围的气血大量增加，流动加速，温度也升高，那么腺样体也会始终处于肥大的状态。所以，我们要做的是改善腺样体所处的身体环境，只有身体的环境变好了，腺样体肥大的情况才能彻底调理好。

处理的思路：调和局部+调和整体

改善腺样体肥大孩子的身体环境，可以从两个方面入手，一个是调和局部，另一个是调和整体。通俗一点来讲，就是既要调和好腺样体周围的小环境，也要调和好直接影响腺样体肥大的脏腑这个大环境。

首先是局部，主要包括鼻腔及其周围淋巴组织环境的改善。

腺样体肥大的孩子，可能会出现鼻塞的症状，或者有一些鼻涕等分泌物，甚至出现鼻涕倒流的现象。这说明鼻腔部位有湿邪引起的水肿，还有淋巴组织作为免疫器官和邪气斗争导致的肿大和堵塞。这时候，我们通过改善鼻子周围的血液循环或者气血的运行之后，就能够消除湿邪、减少鼻窦的分泌物并促进淋巴的回流。这种方法可以简称为解表通窍。

其次是整体，主要调理的脏腑是肺和脾，然后还有肝脏。我们都知道，在中医看来，鼻塞和呼吸不畅等症状跟肺的宣发功能出问题有很大关系，而饮食所伤是导致腺样体肥大一个很重要的原因，所以需要健运脾胃。这样，通过调理肺和脾，改善它们的功能，就能够从根本上改善身体的大环境，让腺样体处于舒适的环境里，不再变大。

另外，还需要平肝。因为肝从中医五行的角度来看，属木，它主疏泄升发，疏泄能帮助脾胃消化吸收食物，而升发则能使气机舒畅，配合肺达到肝升肺降的效果，也就是让气在身体里面循环运动。所以我们疏肝理气，能够配合并增强肺和脾的功能。

这种方法可以简称为调和脏腑。

用推拿，让腺样体保护孩子的身体

　　实际做推拿操作的时候，我们往往是把解表通窍和调和脏腑结合起来给孩子操作的，所以对于孩子外感引起的腺样体肥大或者是喂养过度引起的腺样体肥大都适用，用一套手法就可以处理好了。

解表通窍的推拿手法

推桥弓

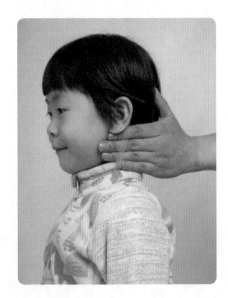

　　次数：10~20次。

　　穴位定位：在翳风穴到缺盆穴的连线上，也就是从耳垂后方的下缘到锁骨上方的凹陷处。

　　孩子姿势：坐着或者站着即可。

　　操作方式：一只手扶住孩子

的头部以固定，然后用食指和中指的指腹，从耳垂后方的下缘推到锁骨上方的凹陷处，推的时候用力要均匀。

作用：促进淋巴回流。

揉迎香

频率：120~150 次 / 分钟；时长：0.5 分钟。

穴位定位：在鼻翼外缘中点旁，当鼻唇沟中，也就是鼻翼两侧靠近鼻翼的部位。

孩子姿势：坐着、站着均可，头仰起来。

操作方式：用两只手的拇指端分别按压到两个迎香穴位，然后揉动即可。注意要修剪指甲，揉的时候力度要轻一点。

作用：宣肺解表，缓解孩子鼻腔红肿、疼痛、堵塞的症状。

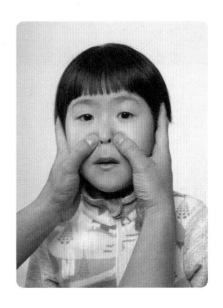

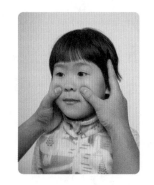

揉巨髎

频率：120~150 次 / 分钟；时长：0.5 分钟。

穴位定位：在瞳孔直下方，平鼻翼下缘处。

孩子姿势：坐着、站着均可，头仰起来。

操作方式：用两只手的拇指端分别按压到两个巨髎穴位，然后揉动即可。注意，操作者要修剪指甲，揉的时候力度要轻一点。

作用：改善局部的血液循环，缓解腺样体肥大。

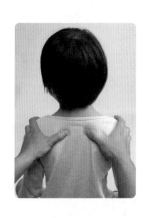

调和脏腑的推拿手法

揉肺俞

频率：80~120 次 / 分钟；时长：1 分钟。

穴位定位：让孩子埋头，颈部即会突出一个高点，从此处向下数，数到第三脊椎骨，左右旁开 1.5 寸处即是。

孩子姿势：站着、坐着或躺着都可以。天气暖和可以露出皮肤，天气较冷可以隔着衣服操作。

操作方式：用两个拇指的指腹，同时按揉两个肺俞穴。定位不必苛求精确，大概在那一块儿就可以了。不要太用力，以孩子耐受为度。

作用：通宣理肺，改善肺脏的功能。

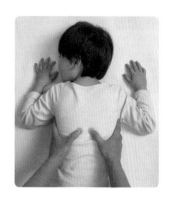

揉脾俞

频率：80~120 次 / 分钟；时长：1 分钟。

穴位定位：第 11 胸椎棘突下，左右旁开 1.5 寸处。

孩子姿势：站着、坐着或躺着都可以。天气暖和可以露出皮肤，天气较冷可以隔着衣服操作。

操作方式：用两个拇指指腹，同时按揉两个脾俞穴。揉的时候要以孩子耐受为度，不要太用力。

作用：健脾助运，改善脾脏的功能。

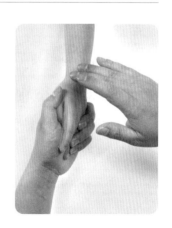

清大肠

频率：180~220 次 / 分钟；时长：0.5~1 分钟。

穴位定位：食指桡侧缘，由虎口到指尖一线。

握手姿势：握住孩子的手或者用拇指和食指夹住孩子的食指，充分暴露大肠经穴。

操作方式：用食中二指的指腹，轻快地从虎口推向指尖。

作用：清除大肠的积热，帮助孩子泻湿热。

清胃

频率：180~220次/分钟；时长：0.5分钟。

穴位定位：大鱼际桡侧缘，腕横纹到拇指根的一线。

握手姿势：握住孩子的手，充分暴露胃经穴。

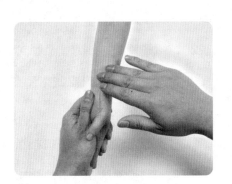

操作方式：用中指和无名指，轻快地从腕横纹推至拇指根。注意力度要保持均匀。

作用：清除孩子胃里的积热，消除积食。

清肺

频率：180~220次/分钟；时长：0.5分钟。

穴位定位：无名指的指面，由指根至指尖一线。

握手姿势：用一只手轻轻地把孩子的其他四指握在下面，以充分暴露无名指的肺经穴。

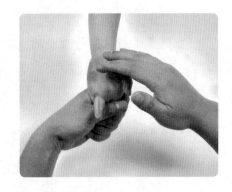

操作方式：用中指或无名指的指腹由孩子的指根推向指尖，操作时要轻巧柔快一点。

作用：清除呼吸道和肺部的热邪。

频率：180~220 次 / 分钟；时长：1 分钟。

穴位定位：拇指的桡侧缘，由指尖到指根的一线。

握手姿势：用拇指和食指夹住孩子的拇指或者握住孩子的手，充分暴露脾经穴。

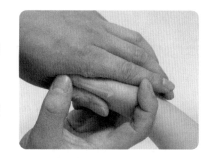

操作方式：用拇指桡侧缘或者指腹，轻快地从拇指尖推至拇指根。

作用：补足孩子的脾气，充盈孩子的气血。

平肝

频率：180~220 次 / 分钟；时长：1 分钟。

穴位定位：食指的指面，由指根至指尖一线。

握手姿势：用一只手轻轻地把孩子的其他四指握在下面，以充分暴露食指肝经穴。

操作方式：用中指或无名指的指腹由孩子的指根推向指尖，操作时要轻巧柔快一点，力度要均匀，并且操作频率要稳定，不要忽快忽慢。

作用：祛除风邪，调畅孩子的气机。

揉板门

频率：80~120 次 / 分钟；时长：0.5 分钟。

穴位定位：拇指指根下凹陷处，大鱼际的中点。

握手姿势：用一只手轻轻捏住孩子的手掌，充分暴露板门穴。

操作方式：用拇指顺时针 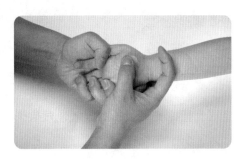 逆时针揉均可，并保持力度 适中。

作用：帮助孩子消除积 食，调补气血。

清天河

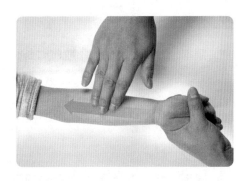

频率：160~220 次 / 分钟； 时长：0.5~1 分钟。

穴位定位：手臂的掌面， 由腕横纹中点至肘横纹中点 一线。

握手姿势：用手握住孩子的手，手指不扣住腕横纹。

操作方式：用食指和中指的指腹，力度和速度保持均匀地由腕横 纹中点推至肘横纹中点。

作用：解表透热，助宣发气化。

揉一窝风

频率：100~150 次 / 分钟；时长：0.5 分钟。

穴位定位：手腕背侧腕横纹中央凹陷处。

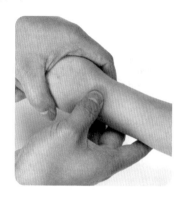

握手姿势：用手握住孩子的手即可。

操作方式：将拇指的指端按压到腕背横纹中点上，大面积地揉。

作用：解表发汗。

搓四横纹

频率：100~150 次 / 分钟；时长：0.5 分钟。

穴位定位：手掌和手指相连接的一条线上，也就是位于食、中、无名、小指掌指关节屈侧的横纹处。

握手姿势：用一只手轻轻握住孩子的四根手指，充分暴露四横纹。

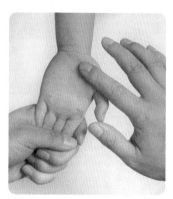

操作方式：用拇指的桡侧缘或者指腹，来回搓孩子的四横纹，搓到手下有一种温温热热的感觉。

作用：调和气血，退热消胀。

次数：7~10次。

穴位定位：位于食、中、无名、小指的第一掌指关节处。

握手姿势：用双手的拇指和食指捏住孩子的四缝穴。

操作方式：用拇指和食指指端，依次按揉食、中、无名、小指的
四缝穴。

作用：调和气血，健脾祛湿。

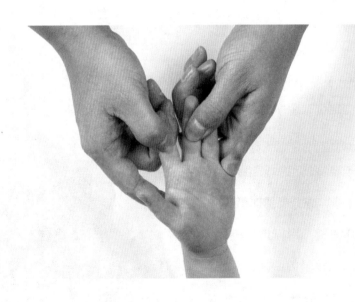

改善腺样体肥大

▶ 辅助养护

在平时的生活中，预防腺样体肥大的发生是一个很重要的环节。那么如何预防呢？家长主要需做到这两点。

第一，做好日常的护理，减少孩子感冒的次数。一般说来，孩子出现反复感冒，是因为体表的卫气不足，而肺脏是宣发卫气的，所以更深入的原因是肺出现问题了，肺气不足，卫气也就不足。这时候，孩子一旦遇到外邪，就容易导致鼻腔局部黏膜水肿充血，导致腺样体反复受刺激而出现增生肥大的现象。

所以，平时可以给孩子揉一揉迎香穴或者肺俞穴，加强气血的流通，改善孩子的体质。当然，也可以适当加强运动，比如，带孩子出去活动一下，适当地晒一晒太阳。这样孩子身体里的阳气生发出来，气血津液也正常地输布运行，积攒在鼻腔的湿邪就能够散开了，腺样体肥大也就能够得到缓解了。

第二，过度喂养也是导致腺样体肥大一个很重要的因素，所以日常生活中还要注意孩子的饮食。家长一定要知道，对孩子来说并不是吃得越多越好，也不是大鱼大肉越多越好，而是以孩子的脾胃能够完全消化吸收为度。

所以，中医的观点是，饮食荤素搭配以素为主，冷暖搭配以暖为主。也就是说要多吃容易消化的食物，同时也要多吃热食，少吃生冷的食物。

另外，再补充一个知识点，过敏性鼻炎和鼻窦炎是导致腺样体肥大很重要的因素，所以如果发现孩子是过敏性鼻炎和鼻窦炎，一定要尽早地治疗好。而如果新生儿出现鼻塞情况，一般是生理性的肥大，家长不要过于担心，可以对孩子的迎香穴做一下热敷，就是用热毛巾或者双手掌搓热了给孩子焐一下。

最后，还要提醒家长，如果发现孩子腺样体肥大的同时出现反复咳嗽、支气管炎、鼻支气管炎或者分泌性中耳炎，要尽快找专业的医疗机构来处理，等到孩子症状平稳时，再来给孩子做手法操作。

第十章

湿疹

湿疹的
特点

湿疹的治疗误区

调理湿疹四步走

......

掌握推拿
手法，改善
孩子湿疹

湿疹，对很多家庭来说，也是一个非常头疼的话题，因为孩子一旦得了湿疹，往往是迁延难愈，比较难治好。而且从临床来看，孩子得的皮肤病里面，湿疹的比例很高，占到 60%~80%。

　　当然，从中医的角度来讲，湿疹是可以彻底调理好的，不过需要家长有足够的耐心，能够长期坚持给孩子做推拿调理。除此以外，孩子日常的喂养和护理也需要格外小心。

 湿疹小常识

🌿 什么是湿疹

　　现代医学认为，湿疹是好发于婴幼儿皮肤表面的一种过敏性的炎症，它是遗传、环境、免疫、生理等多种因素相互作用的结果，发病机制至今仍然不清楚，所以从西医的角度来看，要根治湿疹是比较困难的。

　　中医认为，湿疹属于湿疮范畴，它是在孩子先天禀赋不够的基础上，因为饮食不节制，辛辣、鱼腥、动风的食物吃得太多了，伤到了脾胃，导致湿热内生，又感受风寒湿热等邪气导致的。所以，湿疹的根本原因是正气不足了，体内的垃圾渗透到皮肤表面而产生的。

湿疹的病因

第一，是遗传因素。比如，有的妈妈在备孕或者怀孕期间，会吃很多高热量、高营养的食物，也有的妈妈在生产前夕特别焦虑，会吃很多寒凉的水果，这些食物中的湿和热就会积累在妈妈的体内，甚至通过母体直接传给孩子。所以，有的孩子一出生就可能出现湿疹。

第二，是环境因素。现在来说，环境因素是很普遍的了。比如，有的小孩在成都有湿疹的问题，但是他到了北方干燥的环境以后，有时候就算不医治，也可能自然而然就好了。这是因为地域环境不一样，空气中湿度和热度也都不一样。

第三，是孩子自身的因素。从中医的角度来说，湿疹和孩子的肺、脾、肝这三个脏腑有直接关系。虽然我们看到的湿疹是皮肤出了问题，但根本原因在里面的脏腑。因为肺主皮毛，皮肤的问题就和肺有直接关系。另外，平时饮食不节制不规律，嗜食肥甘厚腻或者寒凉的食物，导致脾胃负担越来越重，不能更好地运化饮食中的水谷精微，就会形成垃圾堆积在体内，堆积久了就会化湿。还有肝，它主要起疏通调畅气机的作用，如果肝失疏泄，就容易郁而化火。

湿疹的特点

中医上有一句话叫，"有象必有结"，这里的象就是湿疹，而结就是瘀结。那么说到底，湿疹就是皮肤表层出现的瘀结。而这个瘀结，我们刚刚讲到过，主要是火邪和湿邪。"火曰炎上"，火的特性就是向上蹿，所以容易瘀结到皮肤表层。另外，我们观察发现湿疹发病的时候，通常先出现在头面部，然后才是胸腹部，就是和火的特点有关。至于湿邪，刚刚也讲到过，是脾胃出现问题后，食物没有被充分消化吸收形成的。

湿疹的治疗误区

我们看到湿疹是火和湿，比如皮肤有黄水了，传统的方法通常是清热解毒。西医用糖皮质激素来消炎就是这样一种方式。比如，你可能会去买一些湿疹膏来用，而且搽了以后效果还不错，小面积的湿疹会暂时抑制住，但是长期使用，不搽的时候湿疹又容易犯。为什么呢？因为这种糖皮质激素消炎的方式只是暂时激发和透支你身体的能量来抑制湿疹。但是这时候，孩子身体里面脏腑的机能没有恢复，孩子身体的正气还是不足的，所以一旦没有药物的帮助，还是会犯的。

当然，从缓解痛苦、暂时抑制症状的角度来说，用西药是可取的，因为《素问》中有言，"急则治其标"。不过，我们应该清楚，要彻底调理好，还是需要从根本原因入手，也就是"缓则治其本"。

② 调理湿疹四步走：培补正气是关键

🖐 调理湿疹第一步：培补正气

对于有湿疹的孩子，首先从中医治本的角度来看，最主要的是培补孩子的正气，让孩子自身反抗外邪的能力有一个质的飞跃。

帮孩子培补正气最主要的身体部位就是背部。有生活常识的家长都知道，晒太阳的时候我们通常也会去晒一晒背，为什么呢？因为背部有一条督脉，而在中医里面督脉主一身之阳气，并且督脉两旁是膀胱经，而膀胱经涵盖了我们整个身体和脏腑，温煦背部，就能温暖整个身体，让阳气生发出来。

因此，给孩子做推拿来提升阳气、培补正气，也主要是从背部来操作。

🖐 调理湿疹第二步：让湿气散出去

前面提到过，湿疹好发于头面部，当湿疹不能从头面部完全透发出去的时候，才会往胸腹部以及四肢等部位延伸。而且，头面部在身体的上焦部位，通常的做法就是找到捷径，给邪气一个出路。也就是说，我们要打开头面部的皮肤通道，帮助身体把湿气从头面部发散出去。

那么从推拿上来说，主要就是用分推的方法把大量聚集在头面部的湿邪疏散开来，然后排出去。

还有一点要注意，有的父母担心，在孩子的皮肤有溃破、结痂的时候，推拿操作可能会加重孩子的症状。实际上，这并不影响，父母在操作的时候手上多抹一点花生油或者芝麻油即可，因为给孩子做推拿反而能加速身体对热邪和湿邪的代谢能力。

另外，有的时候家长会发现，原本可能湿疹面积不是很大，或者局部的症状渗出和溃破面积并不大，但是推拿过后或者第二天会发现孩子湿疹面积变大，症状也好像加重了。其实，这种情况也是正常的，因为我们中医并不是去压制湿邪和热邪，而是把它们发散出来。所以，经过推拿后，原本漫长的代谢过程，会在短时间里快速地一次性往外通透出来。所以，出现以上情况家长们不用担心，这是孩子的身体在排邪，说明他是在康复过程中。

调理湿疹第三步：清清热

当湿疹发展到孩子的胸腹部的时候，说明孩子的火邪和湿邪夹杂，并且没有完全从头面部发散出去，这是脏腑出现问题了，有热邪源源不断地从脏腑部位往体表蹿。

那么具体说来，我们需要清除脾胃、大肠、小肠、肝和肺经的热邪。

调理湿疹第四步：揉揉肚子

中医认为，在人体内有这样的规律，"脾主升清，胃主降浊；肝气上升，胆气下降；肾水上升，心火下降"，这样在人体里面就形成了左升右降的圆运动，让脏腑之气能够有序运行。而湿疹是圆运动的紊乱造成的，也就是说是脏腑气机出现问题了。

所以，这时候就要揉肚子来恢复左升右降的圆运动。

一起来推拿，改善孩子湿疹

湿疹的推拿手法

上捏脊

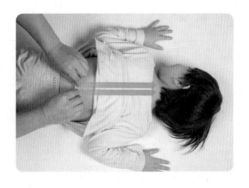

次数：男孩子 8 次，女孩子 7 次。

穴位定位：脊柱的督脉，脊柱左右旁开 1.5 寸，从长强到大椎的这一块区域。

孩子姿势：俯卧在床上，露出背部。

操作方式：双手平伸，贴着孩子背部皮肤，两手交替沿着脊柱从大椎向长强的方向抹。注意抹的时候手掌和手指都要贴着孩子的皮肤。等孩子督脉的皮肤稍稍发热发红，再用双手拇指和食指，向上捏起皮肤，同时向前捻动。两手交替进行，沿着脊柱两侧从长强捏向大椎的方向。

作用：滋养脾胃，清除脾胃中的积热。

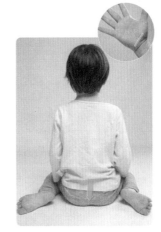

下推七节骨

次数：200 次以上，频率：100 次 / 分钟；
时长：3 分钟。

穴位定位：背部第四腰椎至尾椎骨一
线，也就是脊柱上靠近屁股这一段。

孩子姿势：趴在床上。

操作方式：用拇指指腹从第四腰椎推至尾椎骨。

作用：通便泻热，祛除热毒。

分推眉心和头顶

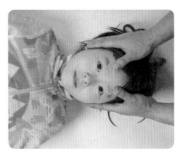

频率：100 次 / 分钟；时长：3 分钟。

穴位定位：额头正中点到眉心一
线，或者是从头顶到额头。

孩子姿势：仰卧在床上。

操作方式：用两只手的拇指沿额头
中点到眉心的连线，自额头中点向两边
推，两只手的其余四指固定住孩子的头
部。然后以头顶中点到额头中点的连线

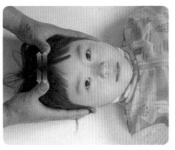

为枝干往两边推，推到孩子头面部有热
热的感觉就可以了。即使孩子的皮肤有结痂的情况，也可以操作。

作用：解表透热，排出湿邪。

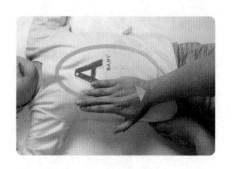

胸腹升降法

频率:50次／分钟;时长:3分钟。

穴位定位:胸腹部,以肚脐和膻中两点为直径画圆的部位。

孩子姿势:躺在床上,露出腹部,冬天可以隔一层衣服来操作。

操作方式:整个手掌贴着孩子的腹部,从小腹左下角开始,逆时针画圆,按揉孩子的胸腹部。

作用:恢复体内圆运动的运行,调畅脏腑的气机。

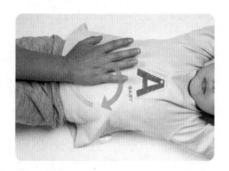

顺时针揉腹

频率:50次／分钟;时长:3分钟。

穴位定位:腹部,以肚脐为中心的圆形区域。

孩子姿势:躺在床上,露出腹部,冬天可以隔一层衣服来操作。

操作方式:将手掌的劳宫穴对准孩子的肚脐,并以肚脐为中心,顺时针按揉画圈。注意手掌要贴着肚脐不移动位置,要带动孩子皮下的肌肉运动。

作用:促进大肠蠕动,增强脏腑功能。

点按天枢

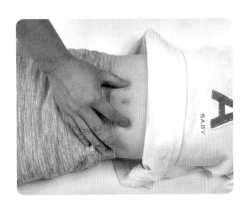

时长：3分钟。

穴位定位：肚脐左右两侧2寸处为天枢穴。

孩子姿势：躺在床上，露出腹部，冬天可以隔一层衣服来操作。

操作方式：用一只手的拇指和食指分别按压在孩子的两个天枢穴上，不停地点按刺激穴位即可。

作用：促进大肠蠕动，快速通泄。

清脾胃

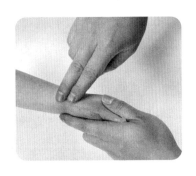

频率：120次/分钟；时长：2分钟。

穴位定位：大鱼际桡侧缘，腕横纹到拇指尖一线。

握手姿势：用拇指和食指夹住孩子的拇指，充分暴露脾胃经穴。

操作方式：用食中二指轻快地由腕横纹推向拇指尖。

作用：清除孩子脾胃的积热。

频率：120次／分钟；时长：2
分钟。

穴位定位：食指桡侧缘，由
虎口到指尖一线。

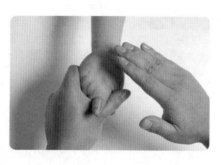

握手姿势：握住孩子的手或
者用拇指和食指夹住孩子的食指，充分暴露大肠经穴。

操作方式：用食中二指轻快地从虎口推向指尖。

作用：清除大肠的积热，帮助孩子泻湿热。

清肝

频率：120次／分钟；时长：2
分钟。

穴位定位：肝经穴位于食指
的指面，由指根至指尖一线。

握手姿势：用一只手轻轻地
把孩子的其他四指握在下面，以充分暴露食指的肝经穴。

操作方式：用中指和无名指由孩子的指根推向指尖，操作时要轻
巧柔快一点。

作用：清除肝部的积热。

清肺

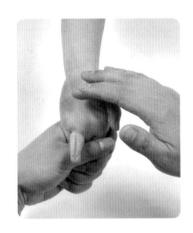

频率：120 次 / 分钟；时长：2 分钟。

穴位定位：肺经穴位于无名指的指面，由指根至指尖一线。

握手姿势：用一只手轻轻地把孩子的其他四指握在下面，以充分暴露无名指的肺经穴。

操作方式：用中指和无名指由孩子的指根推向指尖，操作时要轻巧柔快一点。

作用：清除肺部的邪气和积热。

清小肠

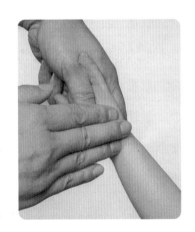

频率：120 次 / 分钟；时长：2 分钟。

穴位定位：小指尺侧缘，从指根到指尖成一直线。

握手姿势：用拇指和食指夹住孩子的小指，充分暴露小肠经穴。

操作方式：用食中二指或者拇指轻快地从小指根推向指尖。

作用：清除小肠的积热，帮助孩子泻热。

内治外用，调理湿疹

▶ 食疗小方

红糖姜茶

食材：红糖 20 克，生姜 10 克，水 500 毫升。

做法：取红糖 20 克，生姜 10 克，加水 500 毫升，煮 3 分钟左右，趁热饮用。也可以去超市直接购买半成品，泡茶给孩子喝。

原理：生姜具有解表散寒和温暖中焦的作用，红糖具有益气养血、健脾暖胃和祛风散寒的作用。红糖和生姜共用，能够温暖和健运脾胃，排出湿气。

萝卜马蹄藕节水

食材：红萝卜 30 克，鲜马蹄 30 克，藕节 15 克。

做法：取红萝卜、鲜马蹄和藕节熬水，孩子口渴的时候就可以喝。

原理：红萝卜是温性的，有清热、解毒、利湿、健胃消食等功效；马蹄有消痈解毒、凉血化湿的作用；藕节具有清热止血的作用。红萝卜、马蹄和藕节共用，能够帮助身体清热、解毒，排出湿气。

▶ 辅助养护

对于患有湿疹的孩子，提升正气是关键。那么，除了用推拿的方式来提升正气以外，日常的养护也很重要。所以，家长在生活中还要做到以下两点：

第一，培养孩子形成良好的生活习惯。

不要吃夜奶。晚上睡觉前大量进食，容易加重孩子肠胃的负担，肠胃运化水分、代谢湿气的能力就会变差。

要保持皮肤的干爽洁净，类似于纸尿裤、湿纸巾这样的不透气、容易伤害皮肤的物品尽量少用。现在很多家长，发现孩子皮肤有一点小问题，就马上用药品或者保健品去涂、去抹、去擦、去贴等，这样容易破坏孩子身体的正常代谢。

第二，让孩子动起来，多活动。大一点的孩子可以带出去走走，对婴儿来说，哭闹、笑一笑、在床上蹬腿翻身等也都算运动的。

中国有古话，叫"会哭的孩子有奶吃"。其实，哭也是一种活动，尤其对几个月大的小孩子来说。从中医的角度来讲，哭是可以帮助孩子提升阳气的。因为哭过后，孩子可能会有满头大汗、放屁、打嗝、流鼻涕眼泪等表现，这就是宣发温热身体和排邪的反应。反过来，如果孩子一哭就用奶嘴去安慰，容易阻断孩子宣发提升阳气的过程。所以我提倡，婴儿哭闹的时候，可以适当让他哭一哭、闹一闹，只要不过分，把握好度就可以了。

在这里再介绍一个孩子湿疹的外治法，就是用淘米水给孩子洗澡。

米的选择上来说，在南方，一般选用当地新产的大米就可以，不过更好的选择是东北大米，因为它健脾利湿的功效相对来说要好一点。北方的孩子也可以选用当地新产的小米。

选好米以后，抓两把放入纯净水里面。最好不用自来水，因为里面含的漂白粉对皮肤具有刺激性。接下来，在水中用手搓米，搓的次数取决于要洗澡孩子的性别——男孩子搓 8 次，女孩子搓 7 次，这样是为了让营养物质更好地融入水中。接着，把水倒入砂锅或者陶罐里，再加上丝瓜络一起煮。煮到水温升至 70℃左右，然后倒入洗澡水里，自然晾凉到 40℃，以孩子能承受的温度为宜，给孩子泡澡。泡澡的时候再用丝瓜络蘸淘米水在孩子湿疹的部位、胸腹部和背部重点搓揉。

像这样用淘米水给孩子洗澡，每天 1 次，每次搓揉 3~5 分钟，一般洗 3~5 天就可以了。

第十一章

手足口病和疱疹性咽峡炎

什么是手足口病和疱疹性咽峡炎？

如何区分手足口病和疱疹性咽峡炎？

不同发病阶段处理思路有何不同？

……

掌握推拿手法，远离疾病

下面这种情况，很多家长应该都遇到过：孩子去幼儿园的时候，尤其是春夏季节，老师检查发现孩子的口腔发红、溃疡或者发热，就会建议你接孩子回家，暂时不用去上幼儿园了。

这是因为，老师担心孩子可能得了疱疹性咽峡炎或者手足口病，如果真的是这样，就会传染给其他小朋友，所以会建议孩子不去上幼儿园。

这时候，很多家长会担心孩子的病情可能加重，所以非常焦虑。其实大可不必，因为手足口病和疱疹性咽峡炎是自限性疾病，虽然少数病情严重的孩子可能出现高热惊厥、脑炎等并发症，留下后遗症，但是大多数情况下，只要父母知道如何提供帮助而不是帮倒忙，孩子都会好起来的。

① 手足口病和疱疹性咽峡炎小常识

什么是手足口病和疱疹性咽峡炎

从西医的角度来看，手足口病和疱疹性咽峡炎都是由肠道病毒感染引起的急性传染性疾病。这些病毒主要来自柯萨奇病毒家族，尤其是柯萨奇病毒 A 型。

而从中医的角度来看，得了手足口病和疱疹性咽峡炎的根本原因是脾胃出问题了。中医认为，脾，"开窍于口，其华在唇"，也就是说口腔黏膜和嘴唇这些位置的病变通常是和脾胃关系非常密切的。

什么关系呢？主要是脾胃的运化功能失常了，消化食物和吸收营养物质的能力下降，导致食物残渣发酵产生了湿热。这种湿热的环境利于肠病毒的生存，一旦感受到外邪，也就容易导致孩子生病。

手足口病和疱疹性咽峡炎的比较

在临床上，手足口病和疱疹性咽峡炎的特点是非常相似的。

首先从发病时间来看，一般是 3~11 月，比较常见的是 5~9 月，也就是春末、夏季和初秋的时候。

其次，从症状来看，手足口病和疱疹性咽峡炎的孩子都会出现口腔黏膜的溃疡，口腔黏膜会出现绿豆一样的水疱，周围有红晕，还伴有发热、咽喉疼痛，以及食欲比较差的症状。

另外，从发病的原因上来看，都是由肠病毒感染引起的。中医也认为，发病的根本原因都是脾胃出现了问题。

而手足口病和疱疹性咽峡炎不一样的地方是，手足口病是在手背部会出现一些类似于米粒的小疱，甚至在手背、脚丫、臀部，或者肛门附近会出现水疱，而疱疹性咽峡炎主要是口腔部位的症状。

另外，疱疹性咽峡炎的治疗周期大概是 4 天，而手足口病的治疗周期是 5~10 天，也就一个星期左右。

2 第一阶段：发热，帮孩子解表散热

第一阶段的判断要点

一般来说，孩子发病的第一个阶段是以发热为主，周期是 1~2 天。在疾病潜伏期，家长可能没怎么注意到孩子的体温，一旦发病测体温的时候往往温度就比较高，一般是 39℃以上，甚至有的是 39.5~40℃的高热。这时候孩子还往往会伴随头疼、腹痛以及四肢酸痛等症状。

这时候，因为发热是主要症状，也就是说，病邪大量聚集在孩子的身体表面尤其是头面部，我们就需要帮助身体把病邪通过皮肤表面给赶出去。中医这时候主要用的是清热解表的方法。另外，因为此病跟脾胃的湿热也是相关的，所以这时候还要清热利湿，把脾胃部分的湿热邪气通过下法给排出体外。

③ 第二阶段：出疱疹，健脾滋阴

✍ 第二阶段的判断要点

一般在孩子热退以后，也就是体温恢复正常以后，会出现口腔黏膜的溃疡，溃疡一般都不是很大，1~2 毫米，大一点的话也不超过 5 毫米，呈几个到十几个灰白色溃疡面，还伴有红晕的现象。

这时候，孩子流口水比较多，而且还不怎么想吃饭。因为一吃东西口腔黏膜有疼痛感，所以会哭闹。有的小孩还会伴随腹泻的症状。

🖎 第二阶段的处理思路：健脾滋阴为主

经历过第一阶段的处理，我们把邪气发散出来了，同时孩子的主要矛盾——高热的问题也解决了。那这时候的主要任务就是帮助孩子健运脾胃。首先，经历过前期的高热，孩子身体里面消耗掉了大量的津液，这时候就要给孩子补充一点津液，也就是滋阴。另外，也要通过健运孩子的脾胃，让孩子从食物里面消化吸收水分，尽可能多地把它们转化成身体需要的津液。当然，这时候，因为孩子吃饭容易疼痛，所以要以流质饮食为主，比如面条或者米粥，而且温度也不宜太高。

巧用推拿，让孩子远离手足口病和疱疹性咽峡炎

第一阶段发热为主的推拿手法

清天河

频率：180~220 次 / 分钟，次数：150 次左右。

穴位定位：手臂的掌面，由腕横纹中点至肘横纹中点一线。

握手姿势：用手握住孩子的手，手指不扣住腕横纹。

操作方式：用食中二指的指腹，力度和速度保持均匀地由腕横纹中点推至肘横纹中点。

作用：解表退热，助宣发气化。

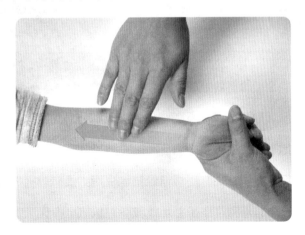

频率：180~220 次 / 分钟，次数：50 次左右。

穴位定位：手臂掌面由肘横纹中点至腕横纹中点一线。

握手姿势：用手握住孩子的手，手指不扣住腕横纹。

操作方式：用食中二指轻快地由肘面推向腕面。推时要轻柔平稳，不要推得一会儿快，一会儿慢。

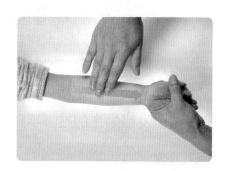

作用：补充津液，滋养脾胃，清除胃肠道的热。

补肾阴

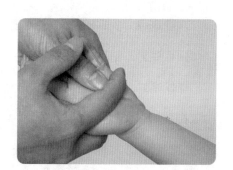

频率：200 次 / 分钟；次数：50 次左右。

穴位定位：小指指面，由指尖至指根一线。

握手姿势：用手握住孩子其他手指，暴露小指。

操作方式：用拇指轻快地由指尖推向指根。

作用：帮孩子补足津液，对抗热证和火证。

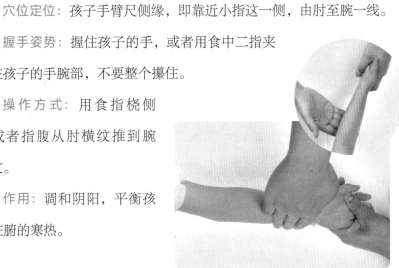

清大肠

频率：200次/分钟；时长：0.5分钟左右。

穴位定位：食指桡侧缘，由虎口到指尖一线。

握手姿势：握住孩子的手或者用拇指和食指夹住孩子的食指，充分暴露大肠经穴。

操作方式：用食中二指轻快地从虎口推向指尖。

作用：清除大肠的积热，帮助孩子泻湿热。

退六腑

频率：200次/分钟；时长：1分钟左右。

穴位定位：孩子手臂尺侧缘，即靠近小指这一侧，由肘至腕一线。

握手姿势：握住孩子的手，或者用食中二指夹持住孩子的手腕部，不要整个攥住。

操作方式：用食指桡侧缘或者指腹从肘横纹推到腕横纹。

作用：调和阴阳，平衡孩子脏腑的寒热。

频率：180~220 次 / 分钟；次数：100 次。

穴位定位：中指指面，由指根至指尖一线。

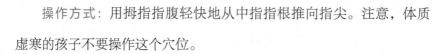

握手姿势：用一只手握住孩子的其余四指，充分暴露心经穴。

操作方式：用拇指指腹轻快地从中指指根推向指尖。注意，体质虚寒的孩子不要操作这个穴位。

作用：清心火，利小便。

频率：100~150 次 / 分钟；时长：0.5 分钟。

穴位定位：手腕正中，腕横纹正中点。

握手姿势：用手握住孩子的手掌，充分暴露手腕。

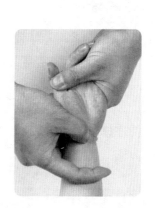

操作方式：用拇指揉孩子的腕横纹正中点。注意用腕关节的运动来带动拇指按揉。

作用：软坚散结，帮孩子退虚热、退低烧。

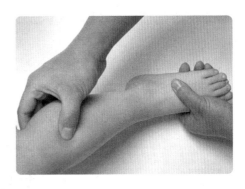

揉足三里

频率: 80~120 次 / 分钟；时长: 1 分钟。

穴位定位: 小腿外侧, 外膝眼下 3 寸 (屈膝时膝盖外侧的凹陷处就是外膝眼)。

孩子姿势: 采取舒服的姿势, 坐着、躺着都可以。

操作方式: 用拇指按揉即可, 顺时针逆时针均可。

作用: 健脾益气。

揉厥阴俞

频率: 80~120 次 / 分钟；时长: 1 分钟。

穴位定位: 第 4 胸椎棘突下, 左右旁开 1.5 寸处。

孩子姿势: 站着、坐着或躺着都可以。天气暖和可以露出皮肤, 天气较冷可以隔着衣服操作。

操作方式: 用两个拇指指腹同时往外侧按揉两个厥阴俞穴。揉的时候要以孩子耐受为度, 不要太用力。

作用: 帮助孩子泻热。

第二阶段疱疹为主的推拿手法

补脾

频率：180~220 次 / 分钟；
次数：150 次。

穴位定位：拇指桡侧缘，
由指尖到指根一线。

握手姿势：用拇指和食指
夹住孩子的拇指，充分暴露脾
经穴。

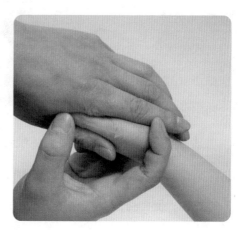

操作方式：用拇指桡侧缘
或者指腹，轻快地从拇指尖推至拇指根。

作用：补足孩子的脾气，充盈孩子的气血。

补肾阴

频率：180~220 次 / 分钟；次数：50 次。

操作方法同第一阶段。

取天河

频率：180~220 次 / 分钟；次数：100 次。

操作方法同第一阶段。

平肝

频率：180~220 次 / 分钟；次数：100 次。

穴位定位：食指的指面，由指根至指尖一线。

握手姿势：用一只手轻轻地把孩子的其他四指握在下面，以充分暴露肝经穴。

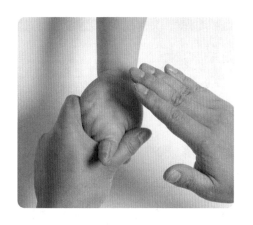

操作方式：用中指或无名指的指腹由孩子的指根推向指尖，操作时要轻巧柔快一点，力度要均匀，并且操作频率要稳定，不要忽快忽慢。

作用：祛除风邪，调畅孩子的气机。

退六腑

频率：180~220 次 / 分钟；次数：50 次。
操作方法同第一阶段。

揉总筋

操作频率、时长和方法同"第一阶段发热为主的推拿手法"中的"揉总筋"。

操作频率、时长和方法同"第一阶段发热为主的推拿手法"中的"揉足三里"。

揉脾俞

频率：80~120次／分钟；时长：1分钟。

穴位定位：第11胸椎棘突下，左右旁开1.5寸处。

孩子姿势：站着、坐着或躺着都可以。天气暖和可以露出皮肤，天气较冷可以隔着衣服操作。

操作方式：用两个拇指指腹同时按揉两个脾俞穴。揉的时候要以孩子耐受为度，不要太用力。

作用：健脾助运，改善脾脏的功能。

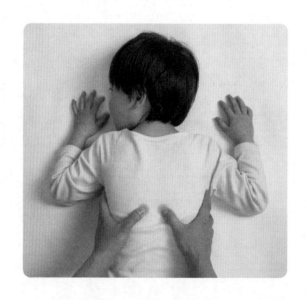

应对手足口病和疱疹性咽峡炎

▶ 食疗小方

第一阶段： <u>绿豆清、荷叶牛蒡粥</u>

在手足口病和疱疹性咽峡炎发病的第一阶段，主要是帮助孩子清清热，这时候可以给孩子煮点绿豆清或者荷叶牛蒡粥。

绿豆清

食材：绿豆适量。

做法：抓一把绿豆，加适量清水来煮，水开以后继续煮 10 分钟左右，这时候绿豆水是黄绿色的，绿豆也还没有破皮，清热效果最好。

原理：绿豆性寒凉，具有清热解暑的功效，能够很好地帮助孩子清热。

荷叶牛蒡粥

食材：荷叶2片，牛蒡10克，大米50克。

做法：取荷叶、牛蒡子和大米，一起熬粥就可以了。这是三四岁的孩子一份的量，也可以等比例地加量，分多次给孩子吃。

原理：荷叶具有清热、除湿、和胃的作用，对于清除孩子身体里面的湿热有很好的作用；牛蒡具有疏散风热、消肿解毒的功效。所以，用荷叶和牛蒡来煮粥对于手足口病和疱疹性咽峡炎的孩子具有加速身体恢复的作用。

这两个食疗方在手足口病和疱疹性咽峡炎高发的阶段也可以给健康孩子食用，可以起到预防的作用。

第二阶段：莲藕百合茯苓粥

孩子手足口病和疱疹性咽峡炎发病的第二阶段，主要是健运脾胃，滋补阴津，那么这时候可以给孩子做莲藕百合茯苓粥。

食材：莲藕50克，百合、茯苓各5克，粳米50克。

做法：把莲藕、百合切碎放入锅中，加入茯苓、粳米和适量水煮粥，每日3次。

原理：莲藕具有清热健脾的作用，百合具有养阴润肺、清心安神的作用，而茯苓具有利水渗湿、健脾、宁心的作用。它们共用就有滋阴健脾、益肺的作用。

预防和护理孩子的疱疹性咽峡炎和手足口病要做到以下几点：

第一，要从孩子个人卫生入手。

因为疱疹性咽峡炎和手足口病都属于病毒性的疾病，是会传染的，所以平时注意个人卫生就非常重要。比如，让孩子养成勤洗手的习惯，吃饭的时候或者吃水果的时候都要先洗手。另外，家庭里的卫生也要处理好，比如，孩子经常玩的一些玩具或者家里的卫生死角，要注意清理干净。

第二，要关注孩子的饮食。

平时就要注意别给孩子摄入太多的脂肪和蛋白质。尤其是在疱疹性咽峡炎和手足口病高发的季节，要减少高蛋白和高脂肪食物的摄入，以谷物和蔬菜为主。否则可能伤害孩子的脾胃，导致孩子的抵抗力下降。另外，很多家长会鼓励孩子多喝水，其实正确的做法是根据孩子的体质适当喝水就行了。而且要给孩子喝温水，而不是冷饮、冷水之类的。

第三，在6~8月，要减少孩子去人群密集场所的次数，因为病毒容易通过飞沫进行传播。也不要带孩子去水边玩太长时间了，这样也可以减少感染的概率。

第四，如果孩子得了疱疹性咽峡炎或者手足口病，一定要等到孩子痊愈以后再送去幼儿园，以免传染给其他孩子。

最后还要提醒一下，如果你用推拿的方法给孩子调理 3 天后，症状没有明显改善，比如说，孩子仍然持续发热或者精神萎靡，那么还是要去正规的医疗机构进行诊治，或者找专业的小儿推拿师进行调理，千万不要耽误病情。

第十二章

抽动症

抽动症的
四大症状

哪些孩子
容易患上抽动症?

调理孩子的肺脾肾

······

掌握推拿
手法,改善
抽动症

很多家长会觉得有下面这些行为的孩子是缺乏管教：刚开始的时候孩子会挤眉弄眼，慢慢地开始噘嘴，然后是耸鼻子、耸肩膀之类的。家长会以为孩子是习惯不好，就想训孩子，甚至有的家长会忍不住动手来管教孩子。

其实，这很可能是因为孩子的身体出现了问题，什么问题呢？就是抽动症。

1 抽动症小常识

什么是抽动症

抽动症是以头、肩、肢体、躯干等一处或多处部位肌肉的运动性抽动，同时伴有不自主怪声或粗言秽语等发声性抽动为主要特征的综合征。这是西医的定义，我再举一个例子来帮助理解。

之前，我遇到过这样一个小男孩，五六岁的样子，在上幼儿园。妈妈带着他来的时候，小男孩表现比较奇怪：他的眼睛一直不停地眨巴着。据他的妈妈讲，现在其他家长都反对小男孩去幼儿园了，因为其他孩子都会跟着他学。

实际上，小男孩就是得了抽动症。幸运的是，他的症状还比较轻微，再加上发现较早，调理起来就更容易好。

抽动症的四大症状

通常来说，临床上患抽动症的孩子会有四大症状。

第一，孩子全身会进入反复的、迅速的、不规则的抽动状态，包括挤眉眨眼、喷气和耸肩。

第二，孩子会不自主地发出奇怪的声音，比如"吭吭"的声音，甚至有的小孩会有咒骂之类的行为。

第三，孩子老是注意力不集中，做事情就是坚持不下去。比如，写作业老是出错。

第四，孩子的脾气不太好，容易动不动就发火，你越是不让他做一件事，他就越是要做。家长的感受就是，孩子突然变得任性、偏执了。

抽动症易感人群

那么哪些小孩容易得抽动症呢？大体上受三大因素的影响。

第一，年龄因素。多数得抽动症的孩子都是在 5~12 岁，一些研究发现，患抽动症的孩子里面，90% 孩子的初次患病年龄在 10 岁以下。

而在目前临床上会看到，大部分孩子都是学龄前发现抽动症的，尤其是 3~6 岁的孩子。为什么呢？一个原因是，孩子上学以后，即使是稍微有一点抽动，家长也不容易意识到，因为把更多的心思放在孩子的学习上了。

第二，性别比例。得抽动症的孩子，我在临床上见到的几乎都是男孩子，女孩子很少。据专家的研究说，男孩和女孩患病的比例是（4~6）：1，也就是说男孩子患病的概率要远远大于女孩子。

第三，性格内向、偏执、胆小，或者家长溺爱的。我在临床中发现，胆子特别小的孩子，比较内向和偏执的孩子，还有就是家长过度溺爱的孩子，很容易得抽动症。因为这些孩子会娇弱一点，就像温室中的花朵，很容易受到外在环境、邪气，以及自身情志的影响。

 眨眼睛、做鬼脸：调理孩子的肺脾肾

抽动症原因

我们主要从中医上来理解抽动症的原因，有四个。

第一，是电子化生活环境的影响。《黄帝内经》说，"诸风掉眩，皆属于肝"。因为风对应的是木，抽动症发作的时候，小孩子挤眉眨眼、发怪叫就好像是摇摇晃晃的大树一样,枝条乱舞,叶子哗哗响。所以,病变部位是在肝脏。而肝开窍于目,眼睛过度使用,就可能影响肝。

那么,现在有"四害",手机、平板、电视、电脑,尤其是手机,当孩子玩的时候,他的注意力会一直集中在发光的手机屏幕上。中医五行的观点认为,这些电子产品属火,而眼睛和肝脏属木。我们知道火克木,或者叫木火生风。火和木相互影响就会动风,而一动风,孩子就开始抽搐了。

第二,是孩子自身的特点决定的。中医认为,小孩的生理特点是"肝常有余,脾常不足"。肝常有余,如果长期情志受郁,容易化火生风,引发抽动。而脾不足呢,它消化吸收食物的能力就下降,长期不能及时濡养肌肉筋脉,也容易引发抽动。并且,中医有"土虚木乘"的说法,也就是说,脾胃一受伤,肝风就容易吹动起来,也容易导致抽动。

第三,是孩子的先天禀赋的影响。中医讲的先天禀赋就包括遗传因素,比如,有的孩子生下来体质就比较弱,性格比较内向、比较胆小一点,那么就容易引发抽动症。又比如,先天禀赋不足的孩子,肾就不足,肾水不足就滋养不了肝,肝就容易亢动,导致孩子急躁易怒,易抽动。

第四,是家庭的影响。长期家庭关系的不和谐,包括婆媳关系、夫妻关系的不和谐,容易影响孩子的情志,导致孩子出现肝郁的情况,也容易引发抽动。

抽动症的调理思路：从肺、脾胃和肾入手

虽然患抽动症的孩子病变部位是肝，但是，调理的时候却并不是只调理肝，为什么呢？因为中医讲究整体观，也就是说，要通过调理改善身体的环境来达到目的。

要调理孩子的肝，就先要调理孩子的肺。因为肺属金，肝属木，而金克木。既然病因是肝风太旺了，会乱动，那么通过加强肺的功能，就可以抑制肝木，让它不会太过了。

再有，要调理孩子的脾胃。一方面，可以让脾胃消化吸收食物，这样才有营养物质来滋养孩子身体的肌肉筋脉；另一方面，脾胃的功能强大了，也可以抑制肝风的抽动。如果观察抽动症的孩子会发现，很多是面色偏浅，稍微偏黄和偏白，吃饭、睡觉的情况也不乐观，大便也容易前干后稀。这就是典型的脾胃偏虚的表现。

还要调理孩子的肾。肾在五行里属水，我们知道水克火，加强了肾的功能，补足了肾水，就能够滋养肝，这样肝风也就不会乱动了。

学会推拿，抽动症不难对付

补脾

频率：180~200 次 / 分钟；时长：3 分钟。

穴位定位：拇指的桡侧缘，由指尖到第一指关节一线。

握手姿势：用中指、无名指和小指托住孩子的手，用拇指和食指固定孩子的拇指，并微微弯曲，充分暴露脾经穴。

操作方式：用拇指桡侧缘，轻快地从拇指尖推至拇指第一指关节处。

作用：补足孩子的脾气，充盈孩子的气血。

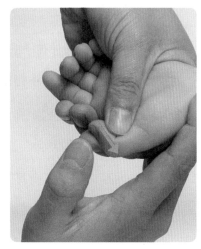

补肾阳

频率：180~200 次 / 分钟；时长：2 分钟。

穴位定位：小指指面，由指根到指尖中间线。

握手姿势：用一只手捏住孩子的其余
四指，充分暴露肾经穴。

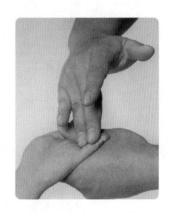

操作方式：用中指和无名指，轻快地
从小指指根推向指尖。注意要通过手腕的
运动来带动手指做推拿。

作用：补充孩子阳气，主治畏寒肢冷、
身体倦怠。

清天河

频率：180~200 次 / 分钟；时长：1 分钟。

穴位定位：手臂掌面，由腕横纹中点至肘横纹中点一线。

握手姿势：用手握住孩子的手，手指不扣住腕横纹。

操作方式：用食指和中指的
指腹，力度和速度保持均匀地由
腕横纹中点推至肘横纹中点。

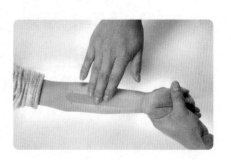

作用：助升阳气，帮助孩子
退热。

频率：180~200 次 / 分钟；时长：2 分钟。

穴位定位：手臂掌面，腕横纹中点沿着腕横纹到拇指侧的一线。

握手姿势：用左手捏住孩子手腕的一侧，拇指靠在腕横纹中点。

操作方式：用右手捏住孩子手腕的另一侧，拇指从腕横纹中间往外推，注意力度和速度保持均匀。

作用：助升阳气。

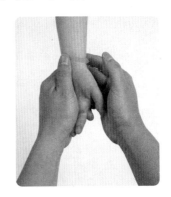

清补脾

频率：180~200 次 / 分钟；时长：2 分钟。

穴位定位：拇指的桡侧缘，由指根至指尖一线。

握手姿势：用中指、无名指和小指托住孩子的手，用拇指和食指固定孩子的拇指，并微微弯曲，充分暴露脾经穴。

操作方式：用拇指桡侧缘或者指腹，轻快地在孩子拇指上来回推。注意用力要均匀，力度是一致的，要以手肘带动手腕来推。

作用：促进孩子脾胃的运化功能。

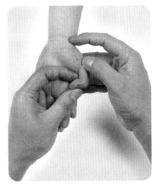

顺运内八卦

频率：180~200 次 / 分钟；时长：1 分钟。

穴位定位：手掌面，以掌心为圆心，以圆心至中指指根横纹长度的 2/3 为半径，画一圆环，八卦穴即在此圆环上。

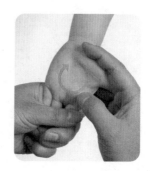

握手姿势：用一只手握住孩子手指，或者轻轻托住孩子的手掌，充分暴露内八卦穴。

操作方式：用拇指按顺时针，也就是从小鱼际朝向大鱼际的方向画圈。

作用：提升一身阳气，帮助孩子调和五脏。

逆运内八卦

频率：180~200 次 / 分钟；时长：1 分钟。

穴位定位：手掌面，以掌心为圆心，以圆心至中指指根横纹长度的 2/3 为半径，画一圆环，八卦穴即在此圆环上。

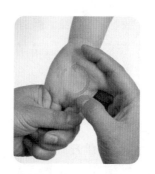

握手姿势：用一只手握住孩子的手指，或者轻轻托住孩子的手掌，充分暴露内八卦穴。

操作方式：用拇指按逆时针，也就是从大鱼际朝向小鱼际的方向画圈。

作用：帮助孩子调和五脏。

推四横纹

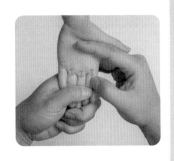

频率：180~200 次 / 分钟；时长：2 分钟。

穴位定位：手掌和手指相连接处，也就是位于食、中、无名、小指掌指关节屈侧的横纹处。

握手姿势：用一只手轻轻握住孩子的四指，充分暴露四横纹。

操作方式：用拇指的桡侧缘，先上下来回推孩子食指掌指关节屈侧的横纹，再依次推中指、无名指、小指的横纹。每处各推 50 次以上。

作用：调和气血，退热消胀。

平肝清肺

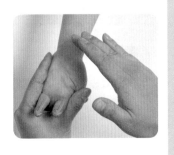

频率：180~200 次 / 分钟；时长：2 分钟。

穴位定位：肝经穴，位于食指的指面，由指根至指尖一线。肺经穴位于无名指的指面，由指根至指尖一线。

握手姿势：用一只手轻轻地把孩子的其他三指握在下面，以充分暴露食指肝经穴和无名指肺经穴，并保持在同一水平面上。

操作方式：用中指或无名指的指腹由孩子的指根推向指尖，操作时要轻巧柔快一点，力度要均匀，并且操作频率要稳定，不要忽快忽慢。

作用：祛除风邪，宣肺解表。

退六腑

频率：180~200 次 / 分钟；时长：1 分钟。

穴位定位：孩子手臂尺侧缘，由肘至腕一线。

握手姿势：握住孩子的手，或者用食中二指夹持住孩子的手腕部，不要整个攥住。

操作方式：用食指和中指的指腹，从肘横纹推到腕横纹。

作用：调畅气机，消除积滞。

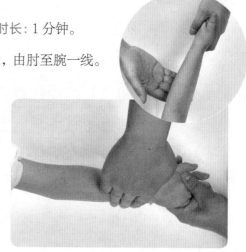

清大肠

频率：180~200 次 / 分钟；时长：1 分钟。

穴位定位：食指桡侧缘，由虎口到指尖一线。

握手姿势：握住孩子的手或者用拇指和食指夹住孩子的食指，充分暴露大肠经穴。

操作方式：用中指和无名指的指尖，轻快地从虎口推向指尖。

作用：清除大肠的积热，帮助孩子泻湿热。

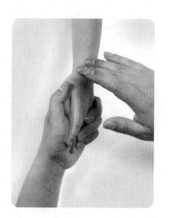

清小肠

频率：180~200 次 / 分钟；时长：1 分钟。

穴位定位：小指尺侧缘，从指根到指尖一线。

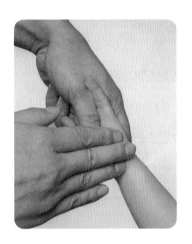

握手姿势：用拇指和食指夹住孩子的小指，充分暴露小肠经穴。

操作方式：用食中二指的指腹，轻快地从小指根推向指尖。

作用：清除小肠的积热，帮助孩子泻热。

揉小天心

频率：180~200 次 / 分钟；时长：2 分钟。

穴位定位：手掌大小鱼际接合部。

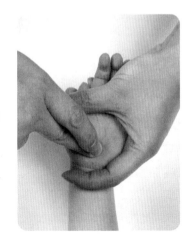

握手姿势：用手握住孩子的手指，防止孩子出现握拳的情况。

操作方式：用中指指腹顺时针按揉小天心即可，食指扣在中指上。

作用：安神镇惊，促进孩子的睡眠。

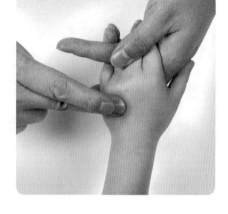

揉二马

频率：180~200 次 / 分钟；时长：2 分钟。

穴位定位：手背无名指和小指掌指关节后的凹陷中。

握手姿势：用一只手轻轻握住孩子的四指，并用中指和食指夹住小指根部，充分暴露二马穴。

操作方式：用中指指端按揉孩子的二马穴即可。

作用：滋阴潜阳，补充孩子的肾气。

应对抽动症

▶ **食疗小方**

蜜炖木瓜汤

食材：木瓜 100 克，蜂蜜 30 克。

做法：木瓜洗净，加蜂蜜 30 克及水适量，蒸 30 分钟。只喝汤不吃木瓜，吃 7 天左右。

原理：木瓜舒筋活络，和胃化湿，具有缓解肌肉抽动的作用，适用于肌肉抽动尤其腹肌抽动、喉间异声的抽动症患儿。

百合鸡子汤

食材：鸡蛋 2 个，百合 60 克。

做法：取百合 60 克，用水浸泡一夜。取出百合加水 3 碗，煎煮至 2 碗，然后取鸡蛋 2 个，去蛋白，蛋黄捣烂倒入百合汤中拌匀。

用慢火来煮，最后加适量的白糖或冰糖。煮好后分 2 次服用，1 天内服完。

原理：百合具有养阴润燥、清心安神的功效。百合鸡子汤原治癔症，适用于多发性抽动症，伴心脾不足、心神失宁，症见抽动、少眠的患儿。

百合银耳羹

食材：百合 50 克，去心莲肉 50 克，银耳 25 克，冰糖 50 克。

做法：取百合、莲肉，加适量水，煮沸，再加银耳，文火煨至汤汁稍黏稠，后加冰糖，冷后即可服用。

原理：百合具有清心安神的功效，银耳具有滋阴润肺的作用。适用于抽动症，阴虚火旺，抽动兼见脾气急躁、大便偏干等症的患儿。

百合芦笋汤

食材：百合 50 克，罐装芦笋 250 克，鸡汤 500 毫升，盐、味精适量。

做法：先将百合放入温水浸泡，发好洗净，加鸡汤 500 毫升，加热烧 15 分钟左右，再加入芦笋，煮开后加盐、味精。

原理：百合具有清心安神的功效，芦笋具有清热消肿的功效。适用于抽动症，症见心烦少眠、好动难静、记忆力减退的患儿。经常食用，有改善睡眠的作用。

　　对于患有抽动症的孩子，首先从心理上来讲，父母要去更多地关注他、关心他，要给孩子营造一个舒适的家庭氛围。很多家长在发现孩子抽动的时候，第一反应是责怪孩子，这样更容易给孩子造成心理上的负担，从而阻碍身体的恢复。

　　另外，从身体的角度来看，因为抽动症的孩子往往是肺脾不足引起的肝太旺，所以，饮食上要尽量清淡一些。从营养的角度来看，现在的孩子，营养是否缺乏主要取决于吸收得够不够多，而不是供给的多少。如果孩子的脾太差，吸收不了营养，即使天天山珍海味也没有用。并且，供给太多，孩子消化不了，还容易导致积食，就容易出现发烧、咳嗽、拉肚子、睡不好觉等现象。另外，还应尽量少让孩子吃寒凉的食物，少喝凉水和饮料。

　　还有，要注意适当给孩子保暖，避免感冒。因为感冒很容易伤肺，肺不足的话，就容易肝旺，所以感冒往往会加重抽动症的症状，导致病情反复，调理起来就更加困难了。

什么是
夜啼?

第十三章

夜啼

如何区分
一般性哭闹和夜啼?

不同类型的夜啼
如何处理?

……

掌握推拿
手法,孩子
睡得安稳

作为家长，最为揪心的，可能就是孩子哭闹不停的时候了，尤其是晚上，因为这样一来孩子和大人都得不到好的休息，整个人乃至整个家庭的身心状态都会受到影响。

遇到孩子哭闹，很多家长第一反应可能是孩子饿了，但是很多时候给孩子喝了奶还是不管用。那么这时候，我们要多留一个心眼，因为很可能孩子是夜啼了。

1 夜啼小常识

🖐 什么是夜啼

夜啼，就是指孩子经常在夜间啼哭，间歇发作或者持续不断，有时候甚至会通宵达旦，或者也有的小孩每晚定时啼哭，但是白天又是正常的样子。

这个病一般是 6 个月以内的小孩容易得，在新生儿身上很常见。疾病持续的时间，短是几天，长一点的话是好几个月，所以会给家庭带来比较大的影响。

西医则认为，夜啼就是儿童夜惊症，又叫作睡惊症，是指儿童从慢波睡眠中突然惊醒，伴尖叫或哭喊，同时可有极端恐惧的自主神经和行为改变。这个定义可能不太好理解，我们可以简单理解为一种睡眠障碍。

另外，西医里面的胃肠痉挛和缺钙造成的孩子哭闹，跟中医的夜啼是相近的。如果是胃肠痉挛导致的哭闹，家长会听到孩子腹部发出的肠鸣音，就是肚子一直咕噜咕噜响；而缺钙的表现是夜间出汗比较多，还可能出现肋骨外翻的现象。

如何区分一般性哭闹和夜啼

我们只需要知道孩子一般性的哭闹有哪些，排除了之后就是夜啼了。

大体上来说，孩子一般性的哭闹有三种。第一种是生理性哭闹，比如孩子因为饥饿、寒冷或者突然改变睡眠环境和睡眠习惯而产生的哭闹。《幼幼集成·夜啼证治》里面就提到过，"凡夜啼见灯即止者，此为点灯习惯，乃为拗哭，实非病也。"这就是习惯改变导致的哭闹。

第二种是病理性哭闹。指的是孩子生病期间，比如说孩子有消化不良、发烧或者感冒等病症，导致身体不适而产生的哭闹。

第三种是心理性哭闹，我们也可以理解为依赖性。很多父母在小孩子出生以后会抱着孩子入睡，一旦放下，孩子马上就醒了，然后开始哭闹。这是因为孩子在父母的怀抱里有安全感，离开后会有恐惧心理，于是开始哭闹。

🤚 夜啼的治疗

西医一般建议，当小孩夜啼发作的时候，要快一点去安慰，让孩子尽快安静下来。如果哭闹非常严重，西医就会考虑使用苯二氮䓬类药物，就是安定、硝西泮、氯硝西泮等安眠药来治疗。

这些药物是中枢神经抑制剂，能够迅速诱导孩子入睡，减少睡觉醒的次数，延长睡眠时间。但同时也会改变孩子的睡眠模式，延长浅睡眠，缩短快速眼动睡眠时间。对于婴幼儿，这些安眠药的使用需要慎之又慎。

② 心热夜啼：给孩子清热安神

🤚 心热夜啼的原因和判断要点

在中医看来，孩子夜啼的原因里面，第一个是心热，也就是我们通常说的内热比较重。为什么现在的小孩子内热重的情况越来越多呢？

第一，是先天遗传的体质因素。从中医的角度来说，小孩子为纯阳之体，也有一种说法是心肝有余，也就是心火和肝火容易偏于旺盛。它们都说明孩子容易内热偏重。

第二，是家长在日常生活中过度护理造成的。比如，孩子穿衣服比较多，妈妈在哺乳期间吃了过多高热量和高营养的物质，就会导致内热滋生。

心热夜啼的孩子会有一种表现，就是爱吐弄舌头，也就是把舌头伸出口腔外然后缩回去，这其实就是心火旺的一个明显的表现。这种小孩夜间会烦躁不安，在床上翻来翻去，就是睡不着。而且，他哭闹的时候，声音特别高亢有力，还会有夜间盗汗的现象，等孩子入睡以后，你摸摸他的额头和身子，就会有湿答答的感觉。另外，孩子的大便很干，小便也特别黄。

处理思路：清热安神

孩子如果出现了心热夜啼的情况，我们主要做的是帮助孩子清除身体里面的内热，然后再给孩子安安神，这样孩子就容易入睡，而不是哭闹不停了。

针对内热，主要是清心火。中医上有言，"阳不入阴"，意思就是本来晚上属阴，白天属阳，它们处于动态平衡的状态，而现在心火过旺了，晚上就安静不下来，该入睡也睡不了了。这时候，只有清掉心火，才能阳入于阴，孩子才能入睡。

在清热、平衡孩子体内阴阳的基础上，我们还需要给孩子安神镇静，让他从躁动的状态回到安静和有安全感的氛围里面，这样才能睡得踏实。

食积夜啼：健脾清胃热

食积夜啼的原因和判断要点

孩子夜啼，最主要的一个类型是食积夜啼。顾名思义，就是食物残渣堵塞在孩子的胃肠道引起的，通常就是给孩子吃太多造成的。

这种食积夜啼一般发生在孩子 6 个月左右的时候，因为这时候多数孩子开始添加辅食了，但是家长不清楚孩子到底能吃多少，往往就喜欢在孩子不想吃的时候再去逗孩子多吃几口。其实，恰恰是这个行为，容易造成孩子的积食。

那么怎样判断孩子是不是食积夜啼呢?

首先，食积的孩子最明显的一个特点就是胀气，晚上睡着之后胃肠道蠕动减慢，食物积滞就更明显了，那么他就可能出现打嗝、吐奶、呕吐、腹胀、腹痛等情况，或者孩子晚上睡觉爱翻身，肚子咕噜咕噜响。

另外，食积夜啼的孩子嘴唇的颜色比较深，因为脾开窍于口唇，脾胃有积滞产生了热就会表现在嘴唇上。再看看孩子的舌苔，又黄又厚。而且大便也不规律，有时候干、有时候稀。

最后，食积夜啼的孩子哭声有一个特点，就是会突然哭闹，然后突然就好了，因为食积夜啼多是腹部疼痛导致的，而疼痛大多是阵发性的。

✌ 处理思路：健脾清胃热

孩子如果出现了食积夜啼的情况，我们主要做的是帮助孩子强健脾胃，同时清掉肠胃的积热。

对于积滞在孩子肠胃部分的食物，我们要通过强健脾胃的方式，让脾胃把食物充分消化吸收掉，同时也要能够把部分残渣和热邪排出体外。

4 脾寒夜啼：给孩子升阳健脾

✌ 脾寒夜啼的原因和判断要点

第三种夜啼，是脾寒夜啼，也就是脾胃虚寒引发的夜啼。那么这种脾胃虚寒是怎么产生的呢？

有两方面的原因，一是先天因素，一是后天因素。先天因素是父母脾胃虚寒传给孩子了，也有可能是孕期妈妈吃太多寒凉的食物导致的。后天因素就是错误喂养和错误治疗导致的。

如何判断孩子是脾寒夜啼呢？

首先，如果孩子出生以后山根发青，就说明他的脾胃比较虚寒，功能比较弱一点。山根就是我们两眼中间的鼻梁骨区域。

其次，我们可以摸一摸孩子的腹部、手心和脚心，脾胃寒的孩子会温度偏凉一点。

再次，通常有寒证的孩子哭的声音特别小，也就是哭声低而无力。

最后，脾寒的孩子大多会有腹泻，而且孩子大便的颜色会特别浅，甚至拉的是清水状便，没有什么味道，肛门也不红。

处理思路：升阳健脾

孩子如果出现了脾寒夜啼的情况，我们主要做的是帮助孩子提升身体的阳气，健运脾胃。

升阳是因为身体里面有寒、有冷了，我们需要通过阳气之热来驱散掉寒气。脾寒往往都是由气血不足引起，而脾又是气血生化之源，是我们的后天之本。

5 惊恐夜啼：给孩子补肾气

惊恐夜啼的原因和判断要点

第四种夜啼，是惊恐夜啼，也就是孩子受到过度惊吓而引发的夜啼。在中医里面有句话叫"恐伤肾"，因为肾是主惊恐的。它们之间是相互影响的关系，如果孩子出生以后肾气比较虚弱，那么就很容易受到惊吓，进而导致惊恐夜啼。

特别细心的妈妈可能会发现，孩子出生之后，尤其是 3 个月以内，一听到特别大的声音就容易发惊发哭，这往往就是因为这孩子的肾气比较弱。

那么如何判断孩子是受惊夜啼呢？

首先，可以摸摸孩子的三个穴位：内劳宫、神门穴和孩子的前囟门（一岁以内的孩子前囟门未闭合，比较准确），如果这三个穴位跳动特别剧烈，就说明孩子受惊了。

其次，还可以观察孩子的眼睛，受到惊吓的孩子，就会出现目光呆滞或者目光游离的表现。

再次，惊恐夜啼的孩子哭声特别尖锐，往往是半夜以后出现，因为夜间属阴，半夜又属于阴中之阴。

最后，惊恐夜啼的孩子容易出现大小便失禁或者拉绿便的情况。

处理思路：补肾气

孩子如果出现了惊恐夜啼的情况，我们主要做的是帮助孩子补足肾气。肾气不足，孩子就容易受到外在环境的影响，容易受到惊吓，所以，我们需要给他补肾气。

另外，肾气比较虚弱的孩子，身体里面的阳气通常也是不足的，那么这时候也需要提升孩子的阳气来增加他对外界的抵抗力。

6 "猪毛风"夜啼：用鸭蛋清来帮忙

"猪毛风"夜啼的原因和判断要点

第五种夜啼，是猪毛风夜啼，这是来自民间的一种说法。从中医角度来讲，这种猪毛风现象多是孩子脾肾阳虚了或者在母体里感受到了寒邪造成的。

有的孩子一出生，细心一点的家长会发现，汗毛特别长，发硬。

而且，这种汗毛都出现在孩子的背部，所以当把孩子抱起来，孩子很正常，可一旦孩子平躺以后，皮肤受到压迫，汗毛刺激皮肤就会产生疼痛感，孩子就容易哭。你去观察的话，会发现在孩子的背面，尤其两侧肩膀位置，皮下会有小黑点，其实这种小黑点就是汗毛蜷曲形成的。

处理思路：用鸭蛋清涂抹

对这种"猪毛风"夜啼，家长可以用一个小方法来解决。就是取几个生鸭蛋，分离出蛋清，然后把蛋清涂抹在孩子头两侧的太阳穴部位，然后等半小时，如果半小时内孩子的皮肤没有发生变化，说明孩子对鸭蛋清不过敏，可以继续使用。

接下来，再用鸭蛋清从孩子的后背开始，自下往上涂抹。涂抹后再用温水给孩子清洗。每天 1 次，大多数孩子在涂 3~5 次以后，这种比较硬的汗毛就会自然脱落了。

4 种推拿法，让孩子夜晚睡得安稳

心热夜啼的推拿手法

清心

频率：180~200 次 / 分钟；时长：3 分钟。

穴位定位：中指指面，由指根至指尖一线。

握手姿势：用一直手握住孩子的其余四指，充分暴露心经穴。

操作方式：用拇指指腹，轻快地从中指指根推向指尖。注意，体质虚寒的孩子不要操作这个穴位。

作用：清热泻火，养心安神。

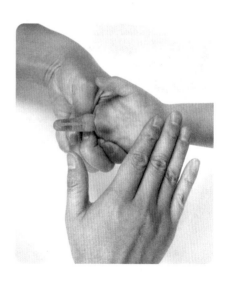

频率：180~200 次 / 分钟；时长：3 分钟。

穴位定位：食指的指面，由指根至指尖一线。

握手姿势：用一只手轻轻地把孩子的其他四指握在下面，以充分暴露食指肝经穴。

操作方式：用中指或无名指的指腹由孩子的指根推向指尖，操作时要轻巧柔快一点，力度要均匀，并且操作频率要稳定，不要忽快忽慢。

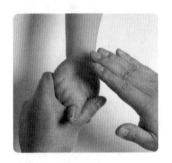

作用：祛除风邪，解热镇惊。

清天河

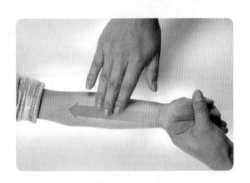

频率：180~200 次 / 分钟；时长：3 分钟。

穴位定位：手臂掌面，由腕横纹中点至肘横纹中点一线。

握手姿势：用手握住孩子的手，手指不扣住腕横纹。

操作方式：用中指和无名指的指腹，力度和速度保持均匀地由腕横纹中点推至肘横纹中点。

作用：解表清热。

揉小天心

频率：180~200 次 / 分钟；
时长：3 分钟。

穴位定位：手掌大小鱼际
接合部。

握手姿势：用手握住孩子
的手指，防止孩子出现握拳的
情况。

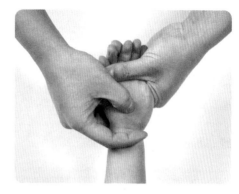

操作方式：用拇指侧缘顺时针按揉小天心即可。

作用：安神镇惊，促进孩子的睡眠。

揉内关

频率：180~200 次 / 分钟；
时长：3 分钟。

穴位定位：腕横纹上 2 寸
（孩子的食指、中指和无名指
三指并拢后的宽度为 2 寸）。

握手姿势：用手握住孩子
手腕即可。

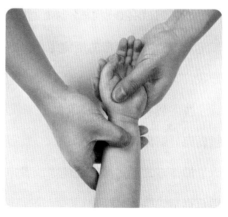

操作方式：用拇指按揉内关即可。

作用：安神镇惊，缓解胸闷、心脏不舒服的症状。

食积夜啼的推拿手法

清胃

频率：180~200 次 / 分钟；
时长：3 分钟。

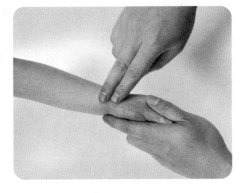

穴位定位：大鱼际桡侧
缘，腕横纹到拇指根一线。

握手姿势：用拇指和食指
夹住孩子的拇指，充分暴露胃经穴。

操作方式：用食指或者中指，轻快地从腕横纹推至拇指根。

作用：清除孩子胃里的积热。

补脾

频率：180~200 次 / 分钟；时长：3 分钟。

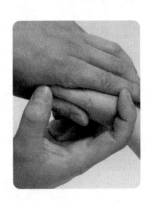

穴位定位：拇指的桡侧缘，由指尖到指根
一线。

握手姿势：用拇指和食指夹住孩子的拇
指，充分暴露脾经穴。

操作方式：用拇指桡侧缘或者指腹，轻快
地从拇指尖推至拇指根。

作用：补足孩子的脾气。

退六腑

频率：180~200次/分钟；时长：3分钟。

穴位定位：孩子手臂尺侧缘，由肘至腕一线。

握手姿势：握住孩子的手，或者用食中二指夹持住孩子的手腕部，不要整个攥住。

操作方式：用食指和中指指腹，从肘横纹推到腕横纹。

作用：调和阴阳，平衡孩子脏腑的寒热。

揉小天心

操作频率、时长和方法同"心热夜啼的推拿手法"中的"揉小天心"。

顺时针揉腹

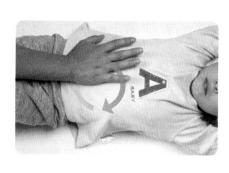

频率：缓慢；时长：3分钟。

穴位定位：腹部，以肚脐为中心的圆形区域。

孩子姿势：躺在床上，或者坐着，露出腹部，冬天可以隔一层衣服来操作。

操作方式：以家长掌根的小鱼际为着力点，以肚脐为中心，顺时针按揉。不要吃了饭马上操作，至少隔半小时。

作用：促进大肠蠕动，增加排便。

脾寒夜啼的推拿手法

补脾

操作频率、时长和方法同"食积夜啼的推拿手法"中的"补脾"。

补三关

频率：150~200次/分钟；时长：3分钟。

穴位定位：手掌桡侧缘，由腕
至肘一线。

握手姿势：用手握住孩子的手
腕，不能把拇指扣在孩子的桡侧，
这样会妨碍推拿操作。

操作方式：用食中二指快速由
腕部推向肘部。

作用：升阳补虚，调整孩子五
脏六腑的功能。

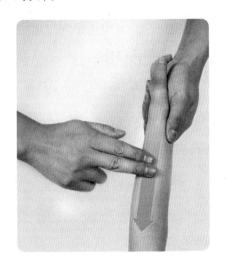

揉小天心

操作频率、时长和方法同"心热夜啼的推拿手法"中的"揉小天心"。

揉外劳宫

频率：150~200 次 / 分钟；时长：3 分钟。

穴位定位：二三指掌骨掌间，指掌关节后 0.5 寸凹陷中。

握手姿势：握拳姿势，家长用手握住孩子的拳。

操作方式：用拇指侧缘按揉外劳宫即可。

作用：安神镇惊，促进孩子的睡眠。

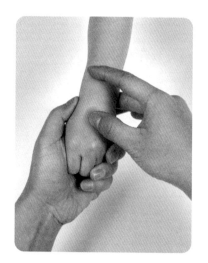

惊恐夜啼的推拿手法

补三关

操作频率、时长和方法同"脾寒夜啼的推拿手法"中的"补三关"。

平肝

操作频率、时长和方法同"心热夜啼的推拿手法"中的"平肝"。

揉小天心

操作频率、时长和方法同"心热夜啼的推拿手法"中的"揉小天心"。

揉二马

频率：180~200 次 / 分钟；时长：3 分钟。

穴位定位：手背无名指和小指掌
指关节后的凹陷中。

握手姿势：家长轻轻捏住孩子的
手，充分暴露二马穴。

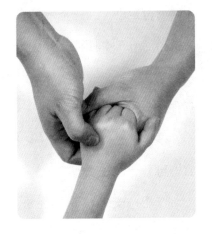

操作方式：用拇指侧缘或者指腹
按揉孩子的二马穴即可。

作用：滋阴潜阳，补充孩子的
肾气。

应对各种夜啼

▶ 辅助养护

除了做推拿以外，日常的养护也是很重要的。如果孩子是心热夜啼，我们首先应该帮助孩子散热。

从孩子的穿着上来说，可以适当减少衣物，因为目前来看孩子普遍穿得比较多，孩子的生长发育又比较快，产生的热量就比较多。另外，也要注意多给孩子补充水分，保持大便通畅。如果孩子正在吃母乳，那么妈妈的饮食也要注意，尽可能不吃热量过高、过于油腻、脂肪含量过高的食物。

如果孩子是食积夜啼，那么要注意不要给孩子吃得太多太好了，而是应该让孩子的肠胃有一个修复期。也就是说，可以适当减少孩子进食的量。建议妈妈们给孩子喝点小米油，也就是小米粥最上面的那一层。每天都可以用小勺给孩子喂几口小米油，因为它是中医里补脾最好的食物之一了。

　　如果是脾寒夜啼，那这种孩子不但不能少穿衣服，而是应该多穿衣服。因为脾寒的孩子很怕冷，对温差特别敏感，反应也特别强烈。我们还可以给孩子用热水袋敷敷肚脐，也要注意孩子脚底的保暖，无论是什么季节都要注意给孩子穿上袜子。因为保暖也是助升阳气的一种好方法。

　　如果孩子是受惊夜啼，家长平时可以多抱一抱孩子，当孩子入睡以后，家长也最好把手或者身体靠近孩子，陪伴他一起睡。这样，孩子会特别有安全感。

　　如果是猪毛风所引起的夜啼，就相对比较简单了，因为孩子是油性体质，所以要经常给孩子洗澡，保持皮肤的干爽，那么他身体的油脂量就会减少，恢复的速度也会加快。

第十四章

腹痛

腹痛的
判断要点

实寒人中发青：
排出寒邪

虚寒四肢发凉：
温暖孩子脾胃

……

掌握推拿
手法，缓解
孩子腹痛

腹痛，也是小孩子的常见病症之一。当孩子说他肚子痛的时候，部分家长的第一反应是去给孩子吃止痛药止痛，这其实是错误的做法，很可能会给孩子造成伤害。因为腹痛只是一种症状，是人体自卫防御功能的一种反应，如果不针对原因来处理，只是暂时缓解疼痛，后果可能会很严重。

　　只要我们掌握了孩子腹痛的知识，知道孩子为什么腹痛，又知道怎么去做相应的处理，什么情况下应该及时送去医院治疗，就能给孩子最好的帮助。

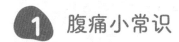

1 腹痛小常识

什么是腹痛

　　腹痛主要是指从心口窝以下到耻骨，以及肚脐四周这样一个广泛区域的疼痛。西医认为的功能性腹痛，比如肠胃的功能出问题了，就是指这个区域的腹痛。一般来说，西医治疗小儿的功能性腹痛，主要是对症来治疗，比如解痉止痛、助消化、调整肠道菌群、抗炎，等等。

中医经典《诸病源候论·久候》中也提到过腹痛，"久腹痛，脏腑虚而有寒，客于腹内，连滞不歇，发作有时"。意思是，小孩子的腹痛往往和脾胃虚寒有关系，而《活幼心书·伤积》这本书里面也提到，"有食饱伤脾，脾气稍虚，物难消化，留而成积，积败为痢，腹肚微痛"。说明腹痛也可能是孩子积食造成的。当然，也还有其他原因造成的腹痛，但不管如何，中医处理孩子的腹痛都是先找到病因，然后针对病因来处理。

腹痛的类型

具体来说，小儿腹痛分为寒性腹痛、热性腹痛、气滞腹痛和血瘀腹痛四种类型。但是在临床上小孩子最常见的腹痛是寒性腹痛，另外三种是很少见的。所以，家长需要重点关注的也是这种寒性腹痛。

另外，孩子如果是寒性腹痛，会有一个很明显的特点，就是他的鼻唇沟，也就是法令纹这个部位，或者人中沟和嘴巴周围的区域会有发青的现象。

② 实寒性腹痛：帮孩子排出寒邪

实寒性腹痛的原因和判断要点

实寒性腹痛的原因主要有两类。一类是吃了过多生冷食物造成的，另外一类就是感受了寒邪，寒邪直接到达我们的脾胃部分造成的。比如，小孩子淋了雨或者夏天吹空调温度太低，或者长时间待在较冷的环境里，寒邪就很容易侵袭人体，直接入里导致腹痛。

在中医理论中，寒邪的性质是收缩的、凝聚的，会造成气血的堵塞，这种疼痛往往比较剧烈。其次，这种实寒性的腹痛在面部的表现是脸色发青，尤其是鼻唇沟和人中沟部位发青。另外，出现这种腹痛的孩子舌质比较淡，舌苔的颜色发白，小便比较清长，大便则比较稀。

处理思路：排出寒邪

孩子如果出现了实寒性腹痛的情况，我们主要做的是帮助孩子把凝聚在体内的寒邪排出去，与此同时还要给孩子温补一下身体。比如，如果是吃了生冷的食物造成的腹痛，就要把这些食物残渣尽快排出体外。在这个基础上，我们再温补一下孩子的脾胃，这样就能让孩子的脾胃功能尽快恢复正常。

③ 虚寒四肢发凉：温暖孩子的脾肾

虚寒性腹痛的原因和判断要点

虚，就是不足。虚寒性腹痛主要是人体的阳气不足，导致寒气相对偏盛造成的。中医有句话叫"阳虚则寒自内生"，说的就是这个意思。一般来说，这种虚寒性的腹痛主要是脾肾阳虚造成的，比如可能是家长长期喂养不当导致孩子的脾胃虚弱（因为脾和肾在中医上是"后天与先天"的关系，脾虚又影响了肾，最终就导致了脾肾阳虚）。或者是孩子长期生病，长期腹泻导致的。

虚寒性腹痛，疼痛没那么剧烈，而是隐隐作痛。比如，有的小孩子虽然说"妈妈我肚子疼"，但他玩得还是很嗨，这种情况就是隐隐作痛的表现。也有的孩子会说，"妈妈我不想去上幼儿园，因为肚子有点疼"，但是孩子还是照样去玩了，看着什么事情也没有。

另外，有虚寒性腹痛的孩子手脚容易发凉，中医上的描述叫形寒肢冷，同时面色发黄发青，口唇周围也是发青的。还有，孩子的舌质也是淡的，舌苔也白，但是大便不稀，而是偏软，颜色偏青。

处理思路：温补阳气

孩子如果出现了虚寒性腹痛的情况，我们主要做的是温补孩子的脾阳和肾阳，也就是给阳气不足的脾和肾加加温，让它们能够保持寒热的平衡。

缓解孩子腹痛的推拿法

实寒性腹痛的推拿手法

清补板门

频率：220~260次/分钟；时长：5分钟。

穴位定位：拇指下，大鱼际手掌与手背交接的赤白肉际处。

握手姿势：用左手轻握住孩子的左手，充分暴露大鱼际处板门穴。

操作方式：用右手拇指的指腹侧面来回推板门穴，保持力度适中。

作用：清胃热，消积食。

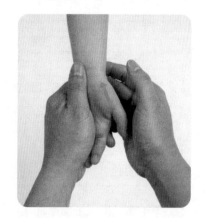

频率：200 次 / 分钟；时长：7 分钟。

穴位定位：手腕背侧腕横纹中央凹陷处。

握手姿势：自然握住孩子左手手腕背侧。

操作方式：右手中指指端按压到孩子的一窝风穴上，自然轻揉。

作用：发散风寒，温中行气。

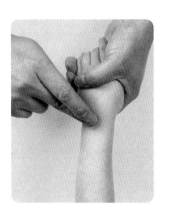

揉外劳宫

频率：200 次 / 分钟；时长：7 分钟。

穴位定位：手背侧第三掌骨中央凹陷处。

握手姿势：用左手自然托起孩子的左手手背。

操作方式：右手中指指腹自然按压到孩子的外劳宫穴上，轻轻揉动穴位。

作用：温阳散寒，温固下元，去肾中寒气。

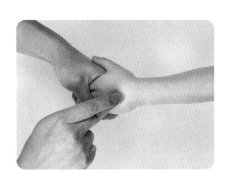

虚寒性腹痛的推拿手法

补肾水

频率：180 次 / 分钟；

时长：7 分钟。

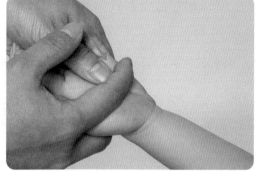

穴位定位：小指指
面，由指尖到指根的中
间线。

握手姿势：用左手拇
指和食指夹住孩子左手的
小拇指两侧，充分暴露肾经穴。

操作方式：右手拇指桡侧缘或者指腹轻柔地从孩子左手小指指尖
推向指根。

作用：补肾，温下元。

揉外劳宫

频率：200 次 / 分钟；时长：5 分钟。

操作方法同"实寒性腹痛"。

揉二马

频率：220 次 / 分钟；时长：2 分钟。

穴位定位：手背无名指和小指掌指关节后的凹陷中。

握手姿势：孩子自然伸开手掌，家长左手食指放在孩子小指掌面根部小纹处，再将中指、无名指和小指放在孩子的小指和无名指之间，使其分开，充分暴露二马穴。

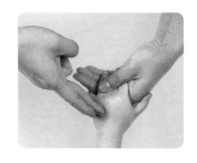

操作方式：将右手的中指侧缘按压到孩子的二马穴上，自然轻揉。

作用：潜阳，引火归元。

补脾

频率：180 次 / 分钟；时长：5 分钟。

穴位定位：拇指的桡侧缘，指尖到指根一线。

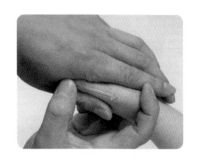

握手姿势：用左手拇指和食指夹住孩子左手的拇指，充分暴露脾经穴。

操作方式：用右手拇指桡侧缘或者指腹轻快地从孩子左手拇指尖推向拇指根。

作用：补虚扶弱，补血生肌。

揉一窝风

频率：200 次 / 分钟；时长：3 分钟。

操作方法同"实寒性腹痛的推拿手法"中的"揉一窝风"。

应对腹痛

▶ 食疗小方

实寒性腹痛：椒面粥、羊肉羹、生姜粥

椒面粥

食材：川椒 20 粒，面粉 100 克，醋、淡豆豉适量。

做法：将川椒去籽，放入醋内泡上一夜，然后去椒，将醋与面粉调和成稀糊状。接着，锅内放水及豆豉，烧开煮 5 分钟，再将醋和面糊倒入锅里，煮熟即可。给孩子温热食用，每日 2 次。

原理：这个食疗小方以川椒为主。川椒味辛、性温，入脾、肺、肾经，有温中散寒、除湿止痛的功效。《药性论》中提到过，椒面粥善"疗腹中冷痛"。面粉作为辅料，有健脾、益气、除湿的功效。醋和豆豉都是调味品。这些食材合用，能达到温里散寒、除湿止痛的功效。

羊肉羹

食材：羊肉 250 克，萝卜 1 个，草果、橘皮、荜拨、胡椒、葱白、食盐、面粉适量。

做法：把羊肉、萝卜放入锅里煮，同时用纱布包扎草果、橘皮、荜拨、胡椒同煮，熬成汁。起锅前，再添加葱白、食盐和面粉作羹来吃。当然，也可以把汤澄清出来，煮成粥来吃。

原理：羊肉味甘、性热，有温中健脾、补肾壮阳、益气养血的功效；萝卜益脾胃；其他食材和调味品都有辛温运脾散寒的功效。它们合用，对实寒性腹痛的孩子，有比较好的效果。

生姜粥

食材：粳米 100 克，生姜 10 克，葱 10 克，米醋适量。

做法：捣烂生姜入锅，同时放入洗净的大米和适量的水一起煮。先用武火煮开后，再改用文火继续熬煮至米熟烂，放入葱和醋，拌匀。每天可以给孩子吃 2 次。

原理：姜、葱都有发散的作用，生姜又能温胃散寒止呕；葱能通阳利窍，又可散瘀解毒；加粳米之甘温以补肺气，适用于因寒邪引起的头身疼痛、恶寒无汗、呕逆腹痛。

虚寒性腹痛：大麦羊肉汤

食材：大麦米 50 克，羊肉 100 克，草果 5 枚，食盐适量。

做法：淘洗大麦米，加适量水入锅，先用大火烧沸，再用小火煮熟，盛出待用。将羊肉洗净切块，去除血沫，然后和草果一起放进锅内，加水适量熬煮至熟，然后将羊肉、草果捞起，将汤与大麦粥合并，加食盐少许调匀即可佐餐食用。

原理：大麦味甘、性凉，可健脾、和胃、利水；羊肉味甘、性热，有温中健脾、益气养血的作用；草果味辛、性温，可燥湿温中。本方温凉并用，以温为主，温而不燥，适用于脾胃虚寒导致的腹胀腹痛。

▶ 辅助养护

中医在治疗寒证的时候，有一个原则是"寒则热之"，也就是要用温煦的方法来驱散寒性。而艾灸就是推拿方法以外很好的一个补充。具体来说，如果孩子是实寒性腹痛，可以给孩子艾灸中脘穴和神阙穴。穴位定位：中脘穴位于胸骨下端和肚脐连接线的中点。而神阙穴位于肚脐处。艾灸时长：每个穴位10~15分钟，也可以同时艾灸两个穴位。

如果孩子是虚寒性腹痛，可以给孩子艾灸神阙穴、脾俞穴和肾俞穴。穴位定位：脾俞穴位于第11胸椎棘突下，旁开1.5寸处。肾俞穴位于第二腰椎棘突旁开1.5寸处。艾灸时长：每个穴位10~15分钟。

家长在给孩子灸的时候，离肚脐3~5厘米，艾条与体表呈45度角。如果孩子太小，我们可以灸的同时给小孩盖上一条小毛巾，也可以用艾灸罐灸，这样可以防止孩子烫伤。如果家长担心孩子被艾灸产生的烟呛到，因为艾烟是往上走的，可以让孩子躺着来艾灸。

另外，对于虚寒性腹痛的孩子，我们也可以给他泡泡脚，大概200克生姜剁碎后放入锅里熬，熬好以后倒入脚盆里，加入适量的水，没过孩子的脚踝，泡到孩子脚微微发热就可以了。

最后，不管是实寒性腹痛还是虚寒性腹痛，家长都可以第一时间用热水袋热敷肚子，让孩子缓解疼痛的症状。平时不要给孩子吃过多寒凉的食物；穿衣服的时候，要适当多穿点，以便保暖；也可以给孩子穿一个艾绒肚兜来保暖。

第十五章 多汗

多汗有哪些危害?

多汗如何判断?

不同类型的多汗如何处理?

……

掌握推拿手法,改善多汗情况

为什么有的小孩子不容易出汗，而有的小孩子稍微一活动就出汗了，尤其是晚上睡觉或吃饭的时候出汗比较多？

其实，是因为这些孩子生病了，中医上就叫作多汗。

很多妈妈可能也听过一个词，叫"汗血同源"，意思是，汗是人体的津液化生而成的，津液和血均来源于脾胃运化的水谷精微，津液又是血的主要组成部分。所以，当人体出汗过多的时候，气血就会出现不足，甚至亏虚的情况。这样孩子的抵抗力也会相应下降，也就更容易体弱多病。

所以，在日常的生活和护理中，对于孩子多汗的情况，家长应该多关注一下，尽早发现，尽早地去调理好孩子的身体。

① 多汗小常识

🖐 什么是多汗

《素问·宣明五气》说："五脏化液，心为汗。"意思是说，汗的形成和心相关。汗是通过心里面阳气蒸腾津液的作用形成的。如果我们把水理解成阴属性的物质，把火理解为阳属性的物质，那么心阳蒸腾阴的过程，就可以大体理解为烧开水的时候冒出水蒸气的这个过程。那么多汗，就是指心阳蒸腾太过旺盛了，导致比正常情况出汗多，或者身体的某一个部位比其他部位出汗多。

🖐 多汗的危害

如果小孩子出汗过多，就容易导致两个结果，一个是阴液过度消耗，人就会口干舌燥，大便会干结，小便会发黄；另外，也可能会消耗心的阳气，导致心阳亏虚，孩子就更容易受凉和感冒。在这种情况下，时间久了就会造成阴阳两虚的情况，也就是体质会变差，进而影响到孩子的成长。

🖐 多汗的类型

孩子的多汗主要有两大类，一类是自汗，一类是盗汗。自汗主要是指白天出汗，包括气虚自汗和热盛自汗。盗汗主要是指入睡以后，尤其是夜间入睡以后的出汗，包括阴虚盗汗和热盛盗汗。

2 气虚自汗：培补肺气

气虚自汗的原因和判断要点

如果孩子没怎么活动，只是在街上走一走就出汗了，这种情况一般是气虚自汗。气虚自汗主要是由卫气虚不能固表导致的。实际上，这种自汗就是人体表面的卫气不足了，皮肤腠理变得疏松，这时候孩子就容易受到外邪的侵扰。

人体卫气不足，最主要的原因就是肺气虚，因为中医认为，肺主皮毛，如果肺气虚弱，皮毛就不固，就不能够有效抵御外邪。

气虚自汗的孩子，通常会有这些表现。第一，孩子白天容易冒冷汗；第二，观察孩子的面部，他的面色会偏白；第三，气虚自汗的孩子容易着凉，着凉以后就会有感冒的症状，比如咳嗽、打喷嚏、流鼻涕等。

处理思路：培补肺气

孩子如果出现了气虚自汗的情况，我们主要做的是帮助孩子培补肺气，巩固一下根本。因为在中医看来，肺气虚一般是长期脾胃虚弱导致的，所以要培补肺气，需要先给孩子补补脾。

在此基础上，为了让孩子守住正气，还需要帮助他固表止汗，收敛阳气。

3 热盛自汗：补肾清热

热盛自汗的原因和判断要点

小孩子的热盛自汗主要有两个方面的因素，一方面是孩子自身的体质因素。中医有一种观点认为，小儿是一个纯阳之体，也就是说小孩子的阳气本身就很足，他就是比较容易发热的体质。另一方面，现在的小孩子摄入的高热量食物一般都比较多，也很容易吃得太多造成积食。这样，体内的积热就从胃熏蒸到心，心一热，汗液自然就容易流出来了。

热盛自汗的孩子，通常会有这些表现。第一，孩子白天容易冒热汗；第二，观察孩子的面部，他的脸色偏红，嘴唇也偏红；第三，热盛自汗的孩子舌苔偏厚，大便比较容易干结。

处理思路：补肾清热

孩子如果出现了热盛自汗的情况，我们主要做的是帮助孩子补一补肾，再清一清热。补肾的作用是引水制火。什么意思呢？因为肾是属水的，而热盛自汗的孩子就是体内的火气比较旺盛，我们如果给孩子补一补肾水，就能够达到以水制火的目的。在此基础上，我们还需要给热邪一个出路，也就是帮助身体清清热。比如，可以通过利小便的方式，让孩子通过尿液把热给排出来。

4 阴虚盗汗：补肾止汗

盗汗，顾名思义就是指偷着出汗，也就是说，小孩子睡着了以后爱出汗，但是醒了以后汗就止住了。我们知道，白天属阳，夜晚属阴，如果是阴虚盗汗，也就说明夜晚的阴不足了，阳就相对偏盛，然后就会蒸腾出汗液。这个过程，就好像是在煮一锅热水，水如果很少，锅就很容易烧开，水也容易蒸干。

阴虚盗汗的孩子会有这么几个特点：第一，孩子睡着以后爱出汗；第二，会出现五心烦热的情况，也就是孩子的手脚心和胸口摸上去比较热；第三，伴随一阵一阵地发热，孩子可能出现舌体发红，舌苔少，脸色淡红，两颧发红的情况。

✍ 处理思路：补肾止汗

孩子如果出现了阴虚盗汗的情况，我们主要做的是帮助孩子补肾和止汗。因为阴虚盗汗主要是身体的水分和津液不足了，不能有效遏制阳气的过度蒸腾；而肾主水，我们可以通过补肾水来滋阴，增加身体的津液，抑制虚阳外越。同时，阴虚盗汗的孩子往往阳是相对偏盛的，所以在滋阴的同时还可以抑制相对偏盛的阳。而一旦抑制了阳过盛的情况，体内的火就不会乱窜，这样汗就会出得少了。止汗是为了防止汗多耗阴。

5 热盛盗汗：去心火

热盛盗汗的原因和判断要点

热盛盗汗，主要是由于小孩子的心阳太盛，蒸腾的津液过多造成的。虽然每种类型的多汗都有心阳的蒸腾作用，但是热盛盗汗这种情况，最主要的原因就是心阳太盛，而其他类型则各有原因。

心阳太盛的盗汗，它的主要表现是：第一，孩子的面色暗红，不亮堂；第二，孩子会很烦躁，睡觉的时候总爱踢被子，而且晚上也爱啼哭；第三，孩子的小便短、黄。

处理思路：去心火

孩子如果出现了热盛盗汗的情况，我们主要做的是帮助孩子去心火。去心火，一个是清热，另一个是给火以出路，让体内的火随尿液排出体外。

推拿可改善孩子的多汗情况

气虚自汗的推拿手法

补脾

频率：180次/分钟；时长：5分钟。

穴位定位：拇指的桡侧缘，指尖到指根一线。

握手姿势：左手拇指和食指自然夹住孩子左手的拇指，充分暴露脾经穴。

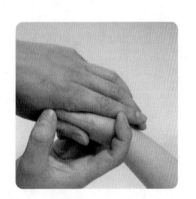

操作方式：右手拇指桡侧缘或者指腹轻快地从孩子左手拇指尖推向拇指根。

作用：补虚扶弱，补血。

上推三关

频率：150 次 / 分钟；时长：3 分钟。

穴位定位：前臂靠近拇指一侧，腕横纹到肘横纹。

握手姿势：左手握住孩子靠近左手小拇指侧面手腕，充分固定并露出推拿部位。

操作方式：用右手的食中二指指腹由孩子左手腕横纹推向肘横纹。

作用：助气通阳，培补元气。

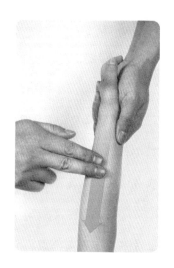

揉小天心

频率：200~240 次 / 分钟；时长：3 分钟。

穴位定位：手掌大小鱼际交接处，略偏于大鱼际。

握手姿势：左手轻握住孩子左手手掌，充分暴露小天心穴。

操作方式：右手中指指端按压到小天心穴上，自然轻揉。

作用：清热，安神镇惊。

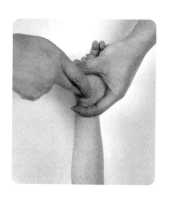

【揉肾顶】

频率：220 次 / 分钟；时长：2 分钟。

穴位定位：小拇指的顶端处。

握手姿势：左手用拇指和食指夹住孩子的左手小指，充分暴露肾顶穴。

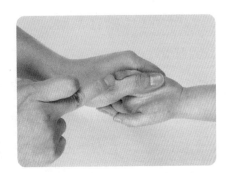

操作方式：右手中指指腹揉动孩子左手小指顶端。

作用：固表止汗。

热盛自汗的推拿手法

【补肾水】

频率：180 次 / 分钟；时长：3 分钟。

穴位定位：小指指面，由指尖到指根的中间线。

握手姿势：左手拇指和食指夹住孩子左手的小拇指两侧，充分暴露肾经穴。

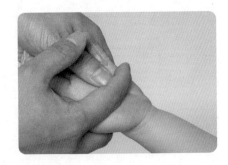

操作方式：右手拇指桡侧缘或者指腹轻柔地从孩子左手小指指尖推向指根。

作用：补肾，温下元。

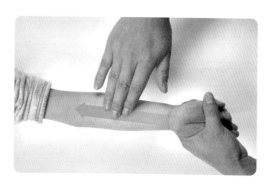

清天河

频率：260 次 / 分钟；

时长：5 分钟。

穴位定位：前臂掌侧中线，由小天心至肘横纹中点一线。

握手姿势：左手握住孩子左手手腕，充分固定暴露推拿部位。

操作方式：用右手的食中二指指腹由小天心推向肘横纹中点。

作用：清热、祛心火。

揉二马

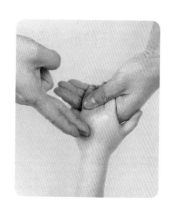

频率：220 次 / 分钟；时长：3 分钟。

穴位定位：手背无名指和小指掌指关节后凹陷中。

握手姿势：孩子自然伸开手掌，家长左手食指放在孩子小指根部小纹处，再把中指、无名指和小指放在孩子的小指和无名指之间，使其充分张开，暴露二马穴位置。

操作方式：将右手的中指侧缘按压到二马穴上，自然轻揉。

作用：利尿，引火归元。

阴虚盗汗的推拿手法

补肾水

频率：180次/分钟；时长：5分钟。

操作方法同"热盛自汗的推拿手法"中的"补肾水"。

揉二马

操作频率、时长和方法同"热盛自汗的推拿手法"中的"揉二马"。

揉肾顶

操作频率、时长和方法同"气虚自汗的推拿手法"中的"揉肾顶"。

热盛盗汗的推拿手法

揉小天心

操作频率、时长和方法同"气虚自汗的推拿手法"中的"揉小天心"。

清天河

操作频率、时长和方法同"热盛自汗的推拿手法"中的"清天河"。

揉二马

频率：220次/分钟；时长：2分钟。

操作方法同"热盛自汗的推拿手法"中的"揉二马"。

应对多汗

▶ 食疗小方

气虚自汗：温拌淡菜、党芪五味炖猪心

温拌淡菜

食材：干淡菜 100 克，葱、生姜、胡椒、花椒、酱油、醋、香油各适量。

做法：洗净淡菜，用冷水泡发。然后入锅，加葱、姜、胡椒、花椒、水等，起锅后加酱油、香油、醋调味，搭配主食来吃。

原理：淡菜味咸、性温，入肝、肾经，有滋阴益肝肾的功效。葱、姜、胡椒、花椒味辛性温，可帮助身体生发温热之气。适合气虚自汗的孩子食用。

党芪五味炖猪心

食材：党参 5 克，黄芪 10 克，五味子 5 克，猪心 1 个。

做法：取党参、黄芪、五味子、猪心，洗干净后，加适量的水，隔水炖1小时，出锅后加盐调味，然后吃肉喝汤。一般来说，孩子一到两天吃1次就可以了。

原理：党参甘平，入脾、肺经，有很好的补益脾胃和肺气的作用；黄芪有增加抵抗力、止汗的功效；五味子可敛肺、滋肾、生津、收汗；猪心能补虚、养心、补血。适合气虚自汗的孩子食用。

热盛自汗：芡实核桃羹

食材：芡实粉30克，核桃仁15克，红枣7粒。

做法：核桃仁打碎，红枣去核。先将芡实粉加凉水打糊，加入滚开水搅拌，再加核桃仁和红枣煮烂成糊状。一般来说，要给孩子连续喝几周。

原理：芡实具有益肾固精、补脾止泻、除湿的功效；核桃有补肾通脑的功效；红枣有滋阴和补阳气的功效。它们合用既能清热也能补肾，适合热盛自汗的孩子食用。

阴虚盗汗：口服枸杞、双冬枸杞

口服枸杞

食材：枸杞7~14颗。

做法：直接食用。3岁以下的孩子每次吃7颗，早晚各1次；3~6

岁的孩子每次吃 14 颗，早晚各 1 次。

原理：《神农本草经》中枸杞被列为上品，"久服，坚筋骨，轻身不老，耐寒暑"。《本草纲目》记载："枸杞子甘平而润，性滋补……能补肾、润肺、生精、益气，此乃平补之药。"

双冬枸杞

食材：鸡蛋 3 个，猪肉 30 克，麦冬 10 克，天冬 10 克，枸杞 30 克。

做法：将鸡蛋蒸熟，去壳备用。枸杞、麦冬、天冬洗净备用。猪肉炒香去油，再把枸杞、麦冬、天冬放进炖锅里，小火炖 30 分钟，再把鸡蛋加入汤中炖 15 分钟。每天给孩子吃 2 次。

原理：麦冬，甘微寒，质地滋润，既能养肺胃之阴，又能清心除烦；枸杞性平味甘，有滋补肝肾、益精明目的功效。适合肝肾阴虚盗汗的孩子食用。

热盛盗汗：西瓜皮拌火腿、鲜汤煨冻豆腐

西瓜皮拌火腿

食材：西瓜皮 500 克，火腿 50 克，香菇 25 克，食盐适量。

做法：火腿切成细丝，西瓜皮去外层青皮，也切成细丝，香菇切成细丝，用温水焯熟。然后把西瓜皮丝、火腿丝、香菇丝加入盐拌匀，配合主食给孩子吃就可以了。

原理：西瓜皮味甘、性凉，有清热除烦、生津止渴、通小便的作用；

火腿味甘、性平，有益肾养阴的作用；香菇味甘、性平，可健脾益气、开胃。适合热盛盗汗的孩子食用。

鲜汤煨冻豆腐

食材：冻豆腐 250 克，鸡汤汁（去油）、火腿汁、肉汁、香菇、冬笋适量。

做法：将冻豆腐切块，放入沸水中去豆腥味，再放入香菇、冬笋，加鸡汤汁、火腿汁、肉汁适量，煮沸后换小火，煨至冻豆腐松软即可。搭配主食给孩子吃。

原理：冻豆腐味甘、淡，性凉，可益气和中、润燥生津；香菇味甘、性平，可健脾、开胃；冬笋味甘、性寒，可清热消痰、利水；鸡汤汁、火腿汁、肉汁，能提升汤的鲜味。适合热盛盗汗的孩子日常食用。

▶ **辅助养护**

对多汗的孩子，我们在日常的家庭生活中，除了推拿外，还有很多辅助养护手段。

对于气虚自汗的孩子，可以做艾灸来培补肺气和脾气。具体来说，可以给孩子艾灸肺俞穴和脾俞穴。

穴位定位：找肺俞穴的时候，可以让孩子低头，颈下部即会凸出一个高点，从此处向下数，数到第三脊椎骨，左右旁开 1.5 寸处。脾俞穴位于第 11 胸椎棘突下，左右旁开 1.5 寸处。

艾灸时长：每个穴位 10~15 分钟，可以用两根艾条同时艾灸两个肺俞穴或者两个脾俞穴。另外，要注意让艾条离皮肤 3~5 厘米，以防止孩子烫伤。

另外，从吃上来说，气虚自汗的孩子，脸色偏白，要多吃温热性的食物，比如，可以适当喝点鸡汤，吃点牛羊肉或汤都行。

热盛自汗的孩子体内热多，平常吃高热量的食物可能比较多，就有必要多给他吃点青菜，少吃这些肉类和油炸的食物。

对于热盛盗汗的孩子，可以用盐水给他泡泡脚。倒上半盆水，没过孩子的脚踝，然后舀三分之一勺盐，在孩子睡觉前给他泡 20 分钟就可以了。之所以用盐水泡脚，一方面是因为盐的咸味对应着肾，它可以激发孩子的肾气，滋养肾水，这样就能够抑制过盛的心火。另一方面，我们脚底的涌泉穴是肾经的末端，而心和肾在同一条经络上，泡脚的时候会刺激穴位，通畅经络，也就能够缓解孩子的热盛盗汗。

阴虚盗汗的孩子，要多滋阴，简单来说，就是吃点有油水的食物，比如给孩子适当吃点肥肉，或者也可以喝一点香油。

第十六章

脾胃不和

什么是
脾胃不和?

胃强脾弱：清胃热健脾

脾胃虚弱：健脾除湿

……

掌握推拿
手法，脾胃
问题早解决

脾胃是后天之本，对孩子来说，脾胃尤其重要，因为脾胃的好坏会直接影响孩子成长的好坏。但是，现在的孩子一方面由于脾胃脏腑本身就很较娇弱，另一方面由于日常生活中喂养的不当，就容易导致脾胃不和。

所以，我们会发现，很多孩子虽然吃得比较多，但还是长得比较消瘦，或者有的孩子食欲很差，肌肉也很松软，而大便呢，有时候很干结，有时候又很稀。很多家长会因为孩子的这些症状感到非常焦虑，其实大可不必，只要掌握好方法，用心做调理，孩子是能够恢复到正常状态的。

 脾胃问题小常识

🖐 什么是脾胃不和

脾胃不和，是指脾胃寒热或者升降的功能失常了，消化和吸收食物发生障碍，进而导致一系列的症状。

中医认为，脾主运化，而胃主受纳腐熟水谷，脾和胃相互配合，才能够使水谷化为精微，然后生成气血津液，供养全身。简单来说，就是脾和胃互相配合才能够把消化吸收食物的能力发挥好，身体也才能够有充分的营养物质来做保障。如果脾和胃有一方能力太过了，或者不及，就会影响消化吸收食物这个过程，进而影响到全身。

脾胃不和的类型

在中医看来，小孩子的脾胃不和主要有两种类型，一种是胃的功能太强了，脾的功能太弱了，孩子的表现是一直吃一直吃，一副老是吃不饱的样子，但形体仍然很瘦弱；另外一种是脾胃都很虚弱，孩子表现为厌食，然后肌肉比较松软。

脾胃不和的危害

脾胃不和对于孩子的影响，主要有三点。

第一，容易导致小孩抵抗力差，反复感冒。因为脾胃不和，不管是特别爱吃，还是饮食欠佳，都会导致吸收变差。这时候，很多家长想通过给孩子补一补来解决问题，实际上这是错误的做法，因为脾胃不好，再怎么补，孩子还是不能很好地消化吸收食物。所以，只能通过调理脾胃来解决，当脾胃健运了，才能更好地去运化和吸收营养物质。

第二，由于脾气虚，气血不能正常支撑机体，很多孩子一写作业就会累，注意力比较差，坐姿也不端正。

第三，会影响到孩子的生长发育，比如，有的家长会带孩子去做检查，然后发现孩子缺钙、铁、锌等微量元素。这也是小孩子脾胃不和、吸收能力差导致的。

② 胃强脾弱：清胃热健脾

胃强脾弱的原因和判断要点

小孩子的胃强脾弱，主要有三种原因。

第一种是吃太多肥甘厚腻的食物了。孩子的生理特点，我们都知道是脾常不足的，但是家长经常会过度喂养，导致孩子的胃火过重，吃进的食物很容易会被磨碎，但是脾的运化功能失常了，脾不能正常吸收，就容易造成吃得多却不长肉的情况。

第二种是情志上的原因。比如长期家庭关系不和谐，有些小孩子心理需求的爱得不到满足，他就会通过过度地吃来补偿。这样也容易导致胃强脾弱。

第三种是素体阴虚，可能跟家庭的遗传有关系。比如，父母都是胃火比较大，形体比较消瘦，那么孩子也可能这样，也可能是因为过度用辛燥的药物，灼伤了胃中的津液而出现胃火大、脾虚的现象。

胃强脾弱的孩子主要表现就是，多食易饥、形体消瘦、舌淡苔黄、大便时干时稀或者前面干后面稀，还有就是头发枯槁，也就是看起来头发发黄，没有什么光泽。

✍ 胃强脾弱的处理思路：清胃热健脾

孩子如果出现了胃强脾弱，我们主要做的是帮助孩子清胃热，还有就是健运脾。清除胃热，那么胃就不会对食物研磨太快，而健运了脾，让原本虚弱的脾胃恢复消化和吸收营养物质的功能，那么小孩就会有饱腹感和满足感，不会总是想吃东西了。

③ 脾胃虚弱：健脾除湿

✍ 脾胃虚弱的原因和判断要点

小孩子的脾胃虚弱，主要有三种原因。

首先是饮食不当，比如长期饮食生冷，对脾胃造成过重的负担，就容易导致脾胃虚弱。

其次，是先天禀赋不足。比如孩子父母本来就是脾胃虚弱的体质，那么孩子也可能是脾胃虚弱的体质。

最后，用了太多寒凉药物。长期或者经常性地使用寒凉的药物，容易损伤孩子身体里面的阳气。比如，输液的孩子，就容易出现面色无华、倦怠无力的情况。实际上，这是一个气虚的开始，如果长期输液，最终就可能导致孩子脾胃虚弱。

脾胃虚弱的孩子主要表现是：面色无华，也就是皮肤发黄没有光泽；不思饮食，不论是零食还是主食都不爱吃；形体消瘦；大便不调，可能是大便时干时稀，也可能是吃一点凉的就出现大便溏稀的情况；肌肉松软，主要是腮部的肌肉、胳膊等部位的肌肉松软；坐姿不端，一坐下来孩子就是弯腰低头的样子；稍一活动就会觉得比较累；舌淡苔白。

🖐 脾胃虚弱的处理思路：健脾除湿

孩子如果出现了脾胃虚弱的情况，我们主要做的是帮助孩子健运脾胃，然后是祛除中焦脾胃的湿气。因为孩子的脾胃没有动力，没什么食欲，而且一吃东西就可能出现大便不调的情况，那么首先要恢复脾胃的动力。同时，很多孩子吃太多寒凉的食物，中焦脾胃的湿气比较重，所以，也需要帮助孩子祛除身体的湿气。

早用推拿，早解决孩子脾胃问题

胃强脾弱的推拿手法

揉板门

频率：80~120 次 / 分钟；时长：0.5~1 分钟；次数：30~50 次。

穴位定位：拇指指根下凹陷处，大鱼际的中点。

握手姿势：家长用一只手轻轻捏住孩子的手掌，充分暴露板门穴。

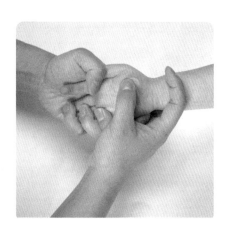

操作方式：用家长的拇指，顺时针逆时针揉均可，并保持力度适中。

作用：清胃热，降逆止呕，调理胃肠的气机。

频率：80~120次/分钟；次数：30~50次。

穴位定位：食指指面，由指根至指尖一线。

握手姿势：用一只手轻轻地把孩子的其他四指握在下面，以充分暴露肝经穴。

操作方式：用中指或无名指的指腹由孩子的指根推向指尖，操作时要轻巧柔快一点，力度要均匀，并且操作频率要稳定，不要忽快忽慢。

作用：祛除风邪，解热镇惊，疏肝郁。

清胃

频率：180~220次/分钟；次数：50~150次。

穴位定位：大鱼际桡侧缘，腕横纹到拇指根一线。

握手姿势：用拇指和食指夹住孩子的拇指，充分暴露胃经穴。

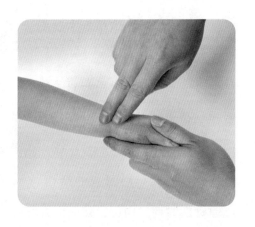

操作方式：用食指或者中指轻快地从腕横纹推至拇指根。

作用：清除孩子胃里的积热。

补脾

频率:180~220次/分钟;次数:50~200次。

穴位定位：拇指的桡侧缘，由指尖到指根一线。

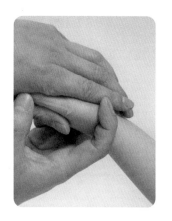

握手姿势：用拇指和食指夹住孩子的拇指，充分暴露脾经穴。

操作方式：用拇指的指腹或者桡侧缘轻快地从拇指尖推至拇指根。

作用：健脾助运，壮气血。

搓四横纹

频率:100~150次/分钟;次数:30~50次。

穴位定位：手掌和手指相连接的一条线上，也就是位于食、中、无名、小指掌指关节屈侧的横纹处。

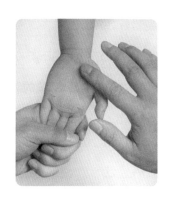

握手姿势：用一只手轻轻握住孩子的四根手指，充分暴露四横纹。

操作方式：用拇指的桡侧缘或者指腹来回搓孩子的四横纹，搓到手下有一种温温热热的感觉。

作用：调和气血，退热消胀，散瘀结。

频率：80~120 次 / 分钟；

次数：30~50 次。

穴位定位：小腿外侧，
外膝眼下 3 寸（屈膝时膝盖
外侧的凹陷处就是外膝眼）。

孩子姿势：采取舒服的
姿势，坐着、躺着都可以。

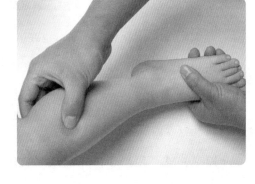

操作方式：用拇指按揉即可，顺时针逆时针均可以。

作用：健脾益气，促进消化和吸收。

拔揉胃经

次数：自上到下 5~7 次。

穴位定位：下肢的胃经，
位于小腿外侧，从犊鼻到解
溪一线。

孩子姿势：采取舒服的
姿势，坐着、躺着都可以。

操作方式：用拇指轻快
地从犊鼻揉到解溪。

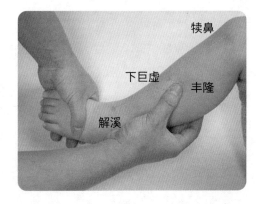

犊鼻

下巨虚

丰隆

解溪

作用：畅通胃的经络，改善胃的功能。

揉三阴交

频率：80~120次/分钟；次数：30~50次。

穴位定位：脚内踝尖上3寸，胫骨内侧面后缘的凹陷处。

孩子姿势：采取舒服的姿势，坐着、躺着都可以。

操作方式：用拇指或者食指按揉都可以，顺时针、逆时针都可以。揉的时候速度不要太快，也不要太用力。

作用：调和脾胃，健脾祛湿。

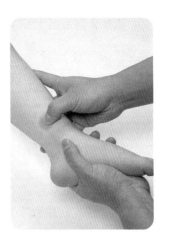

拨揉脾经

次数：自下到上5~7次，顺经拨揉。

穴位定位：下肢的脾经，位于小腿内侧，从内踝的后缘向上一直到阴陵泉附近。

孩子姿势：采取舒服的姿势，坐着、躺着都可以。

操作方式：用拇指轻快地从内踝的后缘揉到阴陵泉附近。

作用：改善脾的运化功能，促进孩子对食物的消化和吸收。

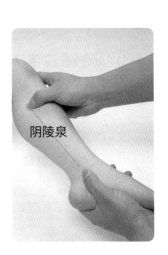

阴陵泉

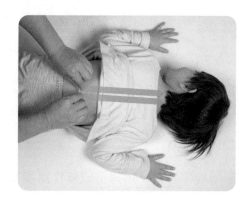

上捏脊

次数：自下而上 5~7 次。

穴位定位：脊柱的督脉，脊柱左右旁开 1.5 寸，从长强到大椎的这一块区域。

孩子姿势：俯卧在床上，露出背部。

操作方式：用双手拇指和食指，向上捏起皮肤，同时向前捻动。两手交替进行，沿着脊柱两侧从长强捏向大椎。

作用：滋养脾胃。

脾胃虚弱的推拿手法

揉板门

频率：80~120 次 / 分钟；次数：30~50 次。

操作方法同"胃强脾弱的推拿手法"中的"揉板门"。

平肝

频率：180~220 次 / 分钟；次数：30~50 次。

操作方法同"胃强脾弱的推拿手法"中的"平肝"。

补脾

频率：180~220 次 / 分钟；次数：100~150 次。

操作方法同"胃强脾弱的推拿手法"中的"补脾"。

清胃

频率：180~220 次 / 分钟；次数：30 次。

操作方法同"胃强脾弱的推拿手法"中的"清胃"。

搓四横纹

操作频率、次数、方法同"胃强脾弱的推拿手法"中的"搓四横纹"。

揉四缝

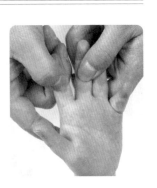

次数：7~10 次。

穴位定位：位于食、中、无名、小指的
第一掌指关节处。

握手姿势：用双手的拇指和食指捏住孩
子的四缝穴。

操作方式：用拇指和食指指端依次按揉食、中、无名、小指的四缝穴。

作用：调和气血，健脾祛湿。

揉足三里

频率：80~120 次 / 分钟；次数：30~50 次。

操作方法同"胃强脾弱的推拿手法"中的"揉足三里"。

频率：80~120 次 / 分钟；次数：30~50 次。

操作方法同"胃强脾弱的推拿手法"中的"揉三阴交"。

揉脾俞

频率：80~120 次 / 分钟；
次数：30~50 次。

穴位定位：第 11 胸椎棘
突下，左右旁开 1.5 寸处。

孩子姿势：站着、坐着
或躺着都可以。天气暖和可
以露出皮肤，天气较冷可以
隔着衣服操作。

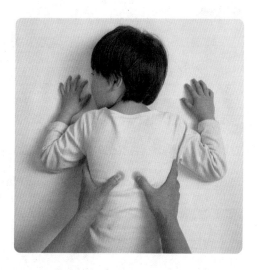

操作方式：用两个拇指指腹同时按揉孩子的两个脾俞穴。揉的时
候要以孩子耐受为度，不要太用力。

作用：健脾助运，改善脾脏的功能。

上捏脊

次数：自下而上 7 次。

操作方法同"胃强脾弱的推拿手法"中的"上捏脊"。

调理脾胃

▶ 食疗小方

胃强脾弱：芦根南瓜黑米粥

食材：芦根 30 克，南瓜 50 克，黑米 50 克。

做法：首先取新鲜芦根 30 克，掺水 500~1000 毫升，熬煮 30 分钟左右，然后再加入南瓜和黑米各 50 克，一起熬粥。

原理：芦根具有养阴生津的作用，而南瓜有健脾的作用，黑米可以补肾阴，这样正好能够起到养阴生津、健脾益气的作用。

脾胃虚弱：茯苓小枣小米粥

食材：茯苓 10 克，干小枣 7 枚，小米适量。

做法：取干小枣 7 枚、茯苓 10 克和适量小米熬粥即可，小枣最好去皮，因为枣皮不容易消化，并且熬粥的时间要稍微长一点。

原理：茯苓健脾利湿，枣健脾、补中益气，小米养胃，这样就能够起到健脾除湿的作用。

▶ 辅助养护

在日常养护孩子脾胃的过程中，家长可以先了解孩子的健康状态，知道怎样判断孩子的脾胃功能是健全的，也就是，精神佳、食欲可、二便通、睡眠香。精神佳，是指孩子的精神活泼，呼吸和心率正常，并且肌肉有弹性，筋骨强健。食欲可，是指孩子吃完饭以后腹部不胀，手心不潮热。二便通，是指孩子大小便正常。睡眠香，就是不出现睡卧不宁的情况。

如果判断孩子是脾胃不和，日常养护可以从这几方面来做。

第一，要合理饮食。要避免食用生冷食物，因为寒凉的食物容易消耗胃的阳气，就会伤到脾胃。另外，也要避免多肉、多奶、多海鲜的饮食搭配原则，而是采取荤素搭配以素为主、冷暖搭配以暖为主的原则。并且，也要根据自家孩子食欲的不同，适当调整孩子的食量。

我曾经碰到这样一个小孩，姥姥带孩子来推拿的时候强调孩子不爱吃饭，因此比邻居家的孩子矮了 2 厘米。但是孩子身高和体重都是正常的，肌肉也有弹性，而且推拿前喝了 180 毫升奶，所以其实这个孩子并不是不爱吃饭，只是大人觉得孩子不爱吃饭。其实每个孩子的食量是不一样的，身高、体重也是有差别的，家长不要因为太焦虑而错误判断孩子的情况，一定不要喂养过度。

第二，要注意带孩子做适量的运动。对于还不会走路的孩子，不要一看到孩子哭就开始抱起来哄。其实，哭的时候，小孩手脚并用，不停地动，对小孩来说是可以增强肺的活力和加强胃的蠕动的。但是，我们在日常生活中，很多家长是既不让孩子动又不停地喂，就容易导致孩子积食，时间一长，就会出现脾胃不和的情况。

第三，在日常生活中还要注意衣着。比如，夏天的时候开着空调睡觉，腹部一定要进行保暖。平时喜欢给孩子穿露脖子的无领衣服的，在天气变化的时候一定要注意适当添加衣服。

附录：小儿推拿常用穴位

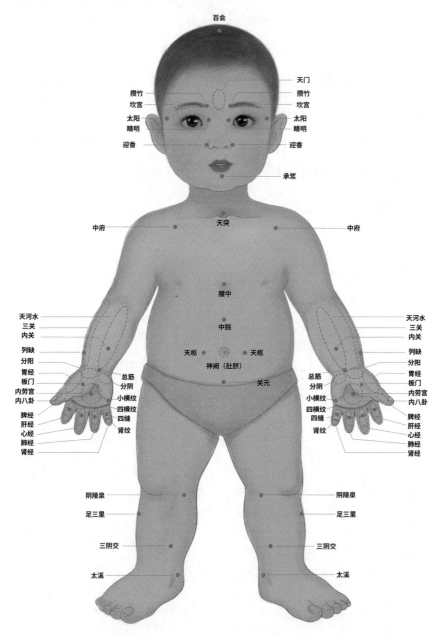

百会

天门
攒竹　　攒竹
坎宫　　坎宫
太阳　　太阳
睛明　　睛明
迎香　　迎香

承浆

中府　　天突　　中府

膻中

天河水　　　　　　　　　　　　　　　天河水
三关　　　　中脘　　　　　三关
内关　　　　　　　　　　　　内关
列缺　　天枢　　天枢　　列缺
分阳　　神阙（肚脐）　　分阳
胃经　　　　　　　　　　　　胃经
板门　　关元　　板门
内劳宫　　总筋　　内劳宫
内八卦　　分阴　　内八卦
脾经　　小横纹　　脾经
肝经　　四横纹　　肝经
心经　　四缝　　心经
肺经　　肾纹　　肺经
肾经　　　　　　　　　　　　肾经
　　　　总筋
　　　　分阴
　　　　小横纹
　　　　四横纹
　　　　四缝
　　　　肾纹

阴陵泉　　　　　　　　　阴陵泉

足三里　　　　　　　　　足三里

三阴交　　　　　　　　　三阴交

太溪　　　　　　　　　太溪

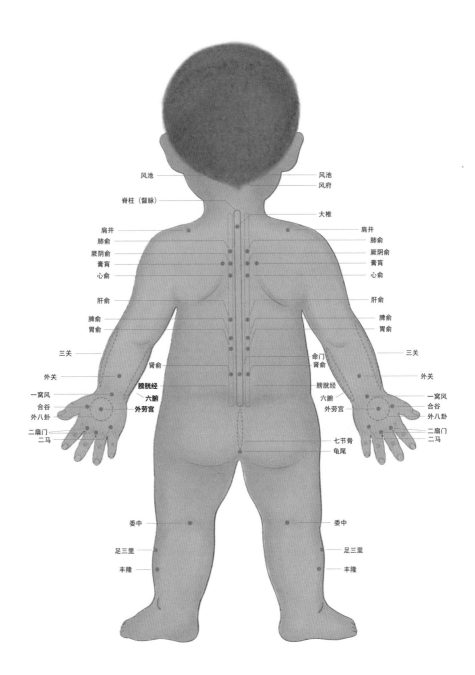

风池
风池
风府
脊柱（督脉）
大椎
肩井
肩井
肺俞
肺俞
厥阴俞
厥阴俞
膏肓
膏肓
心俞
心俞
肝俞
肝俞
脾俞
脾俞
胃俞
胃俞
三关
三关
肾俞
命门
肾俞
外关
外关
一窝风
膀胱经
膀胱经
一窝风
合谷
六腑
六腑
合谷
外八卦
外劳宫
外劳宫
外八卦
二扇门
七节骨
二扇门
二马
龟尾
二马
委中
委中
足三里
足三里
丰隆
丰隆

307

致谢

这本《小儿推拿：少生病，不吃药》系羊爸爸丛书的第二本，由羊爸爸内容部出品。本书稿是由小儿推拿业界的老师们共同完成，又由樊云老师负责全书的编撰整理以及终审工作。

其中，付红亮老师，负责第二章和第三章内容；王成先老师，负责第四章；袁辉老师，负责第五章；曹健博老师，负责第六章和第十章；任知波老师，负责第七章和第十三章；熊茜老师，负责第八章；张淑华老师，负责第九章和第十一章，第十六章；吕海全老师，负责第十二章；崔玉功老师，负责第十四章和第十五章；羊爸爸内容部，负责第一章。

基础字幕文字稿由伍杰和羊爸爸辅导老师团队提供，成书文字稿由祝子民整理和编辑，图片由万颖拍摄完成。小模特小芸和他的爸爸（高级小儿推拿师韩少侠）则奉献了敬业精神和默契的配合。

感谢以上各位老师的付出。

最后，感谢所有羊粉，是你们的支持，鼓励着羊爸爸不断前行，鼓励着羊爸爸把更多实用、简便的方法，以及健康的中医理念传播给更多父母和孩子。